The Expert Consensus Guideline Series

エキスパート コンセンサス ガイドライン シリーズ
PTSD

監訳●大野　裕／金　吉晴

Treatment of Posttraumatic Stress Disorder

アルタ出版

Authorized translation of the original English language edition,
"The Expert Consensus Guideline Series：Treatment of Posttraumatic Stress Disorder"
first published in the United States by The Journal of Clinical Psychiatry.
1999 by Psysicians Postgraduate Press, Inc.
Copyright © 1999 by Expert Knowledge Systems, LLC,. All rights reserved.
© First Japanese edition 2005 by Aruta Shuppan Co., Ltd.

Printed and bound in Japan

監訳者の序

　本書は，The Expert Consensus Guideline Series : Treatment of Posttraumatic Stress Disorder の日本語訳で，PTSD治療に関するエキスパートの推奨治療を示したものである。これまでエキスパートコンセンサスガイドラインの日本語版は「精神分裂病（1996年版，1999年版）」，「双極性障害（1996年版，2000年版）」，「強迫性障害」，「痴呆老人における焦躁」，「精神科救急治療」，「女性のうつ病治療」，「高齢者のうつ病に対する薬物療法」，統合失調症，統合失調感情障害，妄想性障害，短期精神病性障害についての「精神病性障害薬物治療の最適化」が出版されている。これら一連のガイドラインの特徴は，臨床家が直面することが多い精神科の困難な状況における治療的アプローチの選択に関する米国の専門家の経験と知識を客観的な形で集約したところにあり，実践的な意味のエビデンスに基づく精神医学 evidence based psychiatry のガイドラインを提供しているという点で画期的なものである。

　最近は，医学の各分野でエビデンスに基づく医学 evidence based medicine（EBM）が強調されるようになってきている。こうした流れは精神医学領域でも同じであり，薬物療法や精神療法の選択が1人の医師の経験や勘に左右されすぎてきたことに対する反省から生まれてきたものである。個人的な経験は確かに重要であるが，それだけでは治療方針の決定が個々の医師の資質の影響を受けすぎるし，危険でもある。それを避けるためには，個々の治療法の科学的根拠を十分に把握しながら治療を進めていくことが必要であることは言うまでもない。
　しかし，これまで行われてきた治療効果に関する研究成果（エビデンス）と現実の臨床実践の間に開きがあるのも事実である。研究者があまりに科学的で客観的であろうとしすぎると，臨床の現実から離れていってしまう可能性がある。とくに，いくつかの病状が併存していて私たち臨床家が判断に迷うような状況では，その危険性が高くなる。そうしたなかでより臨床的な判断をするためには，臨床試験で認められた efficacy（効力）だけでなく，現実の臨床場面で認められた effectiveness（有効性）およびそのために必要な条件（efficiency）を考慮に入れなくてはならない。臨床試験では，ある1つの治療法の効果を実証しようとするために，対象や治療場面，治療技法をきびしく限定して行われる。2つの治療法の効果を比較検討するためには，治療経過に影響を与える可能性のある要因を可能な限り排除して，通常の臨床場面とは異なる「純粋な」環境で研究が行われなくてはならない。そうした条件のなかで，細かく規定されたマニュアルに沿って薬物療法や精神療法が施行され，治療効果が評価されることになる。
　しかし，実際の臨床ではそうした「純粋な」患者を「純粋な」アプローチで治療できることは少

ない．現実には，いろいろな要素が複雑に影響しあう環境のなかで治療をしていくしかない．そうした治療状況では「純粋な」環境では劣るとされていた治療法がすぐれた効果を現すことさえありうる．また，薬物療法であっても，治療者の考え方やアプローチの仕方によってその効果に違いが生じてくる可能性がある．さらに，現実の治療を効果的に行うためは，経済的な要因や受診のための地理的条件などを考慮に入れることも重要になる．私たち臨床家は，こうした多様な要因まで評価して治療を行う必要があるのである．

　エキスパートコンセンサスガイドラインは，臨床試験の知見と日常的な経験とのこうしたギャップを埋めながらよりよい治療計画を立てるためのガイドとして開発された．本シリーズの基本的な発想は，私たちが臨床で出会って困るような状況において，すぐれた専門家がどのような判断を下すかを客観的な形で提示する点にある．私たちは臨床を通して患者さんから教わることが何よりも大切だということを教えられてきた．すぐれた先輩や仲間に教わることもそれと同じくらいに大切だ．
　しかし，相談できる先輩や仲間がいつもまわりにいるとは限らない．1人で判断しなくてはならないことも多い．そのようなときに，すぐれた専門家がどのように判断し対処しているかを知ることには興味があるし，臨床の手助けにもなる．その点で，治療状況を中心に質問を組み立て，その結果をもとにガイドラインを作成するという本シリーズの構成はきわめて臨床的である．
　もちろんこうした診断基準やガイドラインは，その使い方によっては私たちの臨床活動を型にはまった硬直したものにしてしまう危険性がある．しかし，その一方で，他の専門家の意見を知ることには，臨床場面での私たちの視野を広げるものになることも事実である．
　そのように考えると，本シリーズのエキスパート調査集計結果およびガイドライン用参考資料の項で，エキスパートの生の意見が具体的な数字と図表で示されていることが重要な意味を持ってくることがわかる．本シリーズの作成に当たっては，製薬メーカーからの研究費も使われており，編集委員はそうした状況のなかでどのようにしてデータを客観的に示すことができるかを熱心に討議した．その結果，単に最終的な統計結果を提示するだけでなく，個々の生のデータを解釈を加えずにわかりやすく提示するという編集方針をとることにした．それによって，ある状況のある治療に対する専門家の意見がどの程度一致していて，どの程度一致していないかということを具体的な形で読者に知らせることができるからである．
　集計結果の表からわかるように，専門家といっても意見が同じではない．このことは，本ガイドラインシリーズを私たちが状況に応じて柔軟に使う必要があるということを自ら示しているとも言える．臨床場面は常に流動的なものである．そうした場面での患者さんとの生の体験に基づきながら本ガイドラインを使用することによって，私たちの臨床活動はさらに広がりをもってくるはずである．
　本ガイドラインでは，調査に参加する専門家の数を多くすると同時に回収率を高めて意見の偏りを極力減らすようにしてある．以下のような専門家の厳密な選択基準も明らかにした；①DSM-Ⅳ作成委員会の対象疾患のセクションの委員，②対象疾患に関する何らかの診療ガイドラインの作成

メンバー，③対象疾患に関する研究を最近発表している研究者，④対象疾患に関する最新の研究に対して米国国家または業界から助成金を受けた研究者（Frances A, Kahn DA, Carpenter D, Ross R, Docherty JP：The Expert Consensus Practice Guideline Project：a new method of establishing best practice. Journal of Practical Psychiatry and Behavioral Health 1996；5：295-306）。

　しかも，これらの専門家の実名は公表されている．それによって，選ばれた多くの専門家が自分の役割の重要性を認識するようになるからである．一方，これはいかにもアメリカ的ではあるが，選ばれなかった専門家は選ばれなかった理由を調査チームに問い合わせ，次の調査では自分を選ぶべきであるとアピールすることができ，さらに質の高い選択が可能になる．

　本シリーズのもう1つの特徴は，患者および家族の組織が参加して，患者や家族のための手引きを作成している点にある．患者や家族の組織が本ガイドラインシリーズに興味を示すのは，米国の医療経済の問題とも関係している．つまり，現在米国では保険会社が医療の内容まで左右するほどの力を持つようになっている．そうすると，医療の質よりも経済効果のほうが優先される危険性が出てくる．そうした流れに危機感を持った患者や家族の組織が，それに対抗するために，裏づけのある具体性をもった治療ガイドラインシリーズに参加するようになったのである．こうした危機感はまた行政の関係者も抱いていて，いくつかの公的機関でも本ガイドラインを採用する動きがある．

　もちろん，米国と日本とでは医療事情が異なっているし，投薬内容や投薬量も違っている．そのために，本ガイドラインをわが国でそのままの形では使えない部分もあるが，参考にできるところは少なくないはずである．なお，認可されている薬剤が日米で異なることを考慮して，本文中に出てくる日本未発売の薬剤は本文中では英語表記のままとし，最後に日本での商品名を含めて一覧表で提示した．

　本シリーズは，今後もさらに対象疾患を増やしていく予定になっており，すでに作成されたガイドラインも改訂される予定である．それに応じて，日本語版も，改訂を加え版を重ねることができればと願っている．そのためにも，ぜひ，不備な点をご指摘，ご指導いただければ幸いである．

　最後になるが，本シリーズの発刊のために多大なエネルギーをさいて編集作業に当たっていただいているアルタ出版の高原まゆみ氏に心から感謝したい．

慶應義塾大学教授（保健管理センター）　　大野　裕
国立精神・神経センター精神保健研究所　成人精神保健部　　金　吉晴

日本語版刊行に寄せて

　PTSD（外傷後ストレス障害）が広く社会の関心を集めるようになったのは阪神淡路大震災の頃であり，それから早くも10年が経とうとしている。この間，PTSDはその医療的な実体よりも社会的な文脈のなかで注目されることが多かった。それは未知の感染症が流行り始めた頃の状況に似ているとも言える。言うまでもなくPTSDとは米国精神医学会の診断基準に1980年に取り入れられた疾患である。疾患であれば症状があり，診断基準があり，経過研究，病態整理，そして何よりも治療がある。しかしPTSDが日本の社会で宣伝された少なくとも最初の数年間は，PTSDは治療のためというよりも被害の発見，主張，警鐘，そして社会不安の表現として用いられてきた側面が強く，これを臨床的な治療の対象として，医学的な治療戦略を組み立てるという努力はやや遅れてきた印象は否めない。

　この間，国立精神・神経センターの委託費研究班を母胎にしてマニュアルが刊行され，米国の国際トラウマティックストレス学会から公式ガイドラインが刊行されるなど，臨床的知識の不足を埋める努力が続けられてきた。研究面でも，臨床疫学研究，SSRIの臨床治験，精神療法の効果研究，画像や生理学的指標を用いた病態解明のための生物学的研究などが各方面で順調に進行している。厚生労働省，文部科学省の研究費においても，PTSDは重要な研究課題となっている。PTSDもようやく，日常的に遭遇し，治療すべき対象としての疾患として認知されてきたように思われる。

　この間の日本での治療に関する議論をみると，未知の疾患に対して新規な治療法を求める傾向が一部で顕著であった。急性期の心理的デブリーフィングはその例である。Cochrane reviewをはじめ，この治療法には実証的な根拠がないばかりか，かえってPTSDを誘発することの報告は多い。問題はそうした根拠がない段階で，なぜこうした介入法があれほど声高に言われたのかということである。医学における多くの疾患に対しては，まず既知の治療法を組み合わせて最適な経過を探ることが通例である。このエキスパート・コンセンサス・ガイドラインをみると，確かに曝露療法などの日本では目新しい治療法が記されているが，これは認知行動療法の基礎ができていればとくに珍しいものではない。薬物療法に至っては，日常臨床で当たり前に使用している処方の組み合わせである。他方，日本で多くの関心を集めている治療法が必ずしもエキスパートの選択肢に入っていない場合もある。

　本ガイドラインの刊行が，PTSDという新しい病態への治療が日本での日常的な治療のなかに根付いていく大きな転回点になることを期待している。

慶應義塾大学教授（保健管理センター）　　大野　裕
国立精神・神経センター精神保健研究所　成人精神保健部　　金　吉晴

エキスパートコンセンサスガイドラインシリーズ
PTSD

「ガイドライン」編集

Edna B. Foa, Ph.D.
Jonathan R.T. Davidson, M.D.
Allen Frances, M.D.

「プライマリケア」編集

Larry Culpepper, M.D., M.P.H.

患者と家族の教育資料部分のコンサルタント
米国不安障害学会（ADAA）

編集およびデザイン
Ruth Ross, M.A., David Ross, M.A., M.C.E., Ross Editorial

ことわり：本書のガイドラインはすべて、臨床実践のための一般的示唆のみを提供するものであり、治療者は、治療および個々の患者に必要な対処にあたって、各患者の個別の臨床状況を考慮し、各自臨床判断を行わなければならない。本書のガイドラインの推奨は、何らかの具体的患者に対して適切または妥当なものとして提示されるものではない。ガイドラインの作成者は、一切の責任を有さず、ガイドライン使用により生じうるいかなる問題に対しても責任を問われえない。

PTSDに関するエキスパートコンセンサス調査参加者

ガイドライン提示した勧告は、エキスパート集団全体としての意見を統計的に処理した結果に基づくものであり、必ずしも各質問に対する個々人の意見を反映しているものではない。

精神療法エキスパート

以下に記す精神療法エキスパートコンセンサス調査参加者は、次の情報源により選ばれた：最近の研究論文および交付された助成金、国際トラウマティックストレス研究学会および米国行動療法学会の会員。PTSDの精神療法に関する調査票を55名のエキスパートに送付し、そのうち52名（95％）から回答が寄せられた。

David H. Barlow, Ph.D.
Boston University

Jean Beckham, Ph.D.
Duke University Medical Center, Durham VAMC

Lucy Berliner, M.S.W.
Harborview Center, Seattle

Jonathan Bisson, B.M., M.R.C.Psych.
Gabalfa Clinic, Cardiff, UK

Arthur S. Blank, Jr., M.D.
Uniformed Services University of Health Sciences and Washington Psychoanalytic Institute, Washington, DC

Sandra L. Bloom, M.D.
The Sanctuary, Horsham Clinic, Ambler, PA

Patrick A. Boudewyns, Ph.D.
Augusta VAMC

Elizabeth Brett, Ph.D.
Yale University School of Medicine

John Briere, Ph.D.
USC School of Medicine, Los Angeles

Claude M. Chemtob, Ph.D.
Stress Disorder Laboratory, Pacific Island Division, VA National Center for PTSD

Marylene Cloitre, Ph.D.
Cornell University Medical College

Judy Cohen, M.D.
Allegheny General Hospital, Pittsburgh

Christine Courtois, Ph.D.
Private Practice, Washington, DC

Constance V. Dancu, Ph.D.
Center for Cognitive and Behavior Therapy, Wilmington, DE

Gerald C. Davison, Ph.D.
University of Southern California, Los Angeles

Grant J. Devilly, M.C.P.
University of Queensland, Australia

Anke Ehlers, Ph.D.
University of Oxford

John A. Fairbank, Ph.D.
Duke University Medical Center

Sherry A. Falsetti, Ph.D.
National Crime Victims Research & Treatment Center, Charleston, SC

Charles Figley, Ph.D.
Florida State University

David W. Foy, Ph.D.
Pepperdine University

Berthold P. R. Gersons, M.D., Ph.D.
University of Amsterdam

Lisa H. Jaycox, Ph.D.
RAND

David Read Johnson, Ph.D.
Post Traumatic Stress Center, New Haven, CT

Richard J. Katz, Ph.D.
Novartis Pharmaceuticals

Terence M. Keane, Ph.D.
Boston VAMC/Boston University School of Medicine

Mary P. Koss, Ph.D.
University of Arizona

Janice Krupnick, Ph.D.
Georgetown University Medical Center

Andrew M. Leeds, Ph.D.
Private practice, Santa Rosa, CA

Jeffrey M. Lohr, Ph.D.
University of Arkansas

Isaac Marks, M.D.
Institute of Psychiatry, London

Richard J. McNally, Ph.D.
Harvard University

Elizabeth Meadows, Ph.D.
Central Michigan University

Donald Meichenbaum, Ph.D.
University of Waterloo, Ontario

Pallavi Nishith, Ph.D.
University of Missouri

Laurie Anne Pearlman, Ph.D.
Traumatic Stress Institute, Center for Adult & Adolescent Psychotherapy, South Windsor, CT

David Pelcovitz, Ph.D.
NYU School of Medicine

Patricia Resick, Ph.D.
University of Missouri, St. Louis

Heidi Resnick, Ph.D.
Medical University of South Carolina

Lizabeth Roemer, Ph.D.
University of Massachusetts, Boston

Susan Roth, Ph.D.
Duke University

Barbara Olasov Rothbaum, Ph.D.
Emory University School of Medicine

Philip Saigh, Ph.D.
Educational Psychology, New York

M. Tracie Shea, Ph.D.
Brown University Medical School/Providence VAMC

Mervin R. Smucker, Ph.D.
Cognitive Therapy Institute of Milwaukee

Larry D. Smyth, Ph.D.
Post Traumatic Stress Clinic/Havre DeGrace, MD

Susan Solomon, Ph.D.
National Institutes of Health

David Spiegel, M.D.
Stanford University School of Medicine

Sandra A. Wilson, Ph.D.
Spencer Curtis Foundation, Colorado Springs

Rachel Yehuda, Ph.D.
Mount Sinai Hospital Center

William Yule, Ph.D.
Institute of Psychiatry, University of London

Rose Zimering, Ph.D.
Boston VAMC

薬物療法のエキスパート

以下に記す薬物療法エキスパートコンセンサス調査参加者は、次の情報源により選ばれた：最近の研究論文および交付された助成金、国際トラウマティックストレス研究学会、生物学的精神医学会、米国臨床精神薬理学会の会員。PTSDの薬物療法に関する調査票を61名のエキスパートに送付し、そのうち57名（93％）から回答が寄せられた。

Lisa Amaya-Jackson, M.D., M.P.H.
Duke University Medical Center

Dewleen Baker, M.D.
Cincinnati VAMC

H. Stefan Bracha, M.D.
National Center for PTSD, VAMROC, Honolulu

Kathleen Brady, M.D., Ph.D.
Medical University of South Carolina

J. Douglas Bremner, M.D.
Yale Psychiatric Institute

Timothy Brewerton, M.D.
Medical University of South Carolina

Marian I. Butterfield, M.D., M.P.H.
Durham VAMC

Alexander Bystritsky, M.D.
University of California Los Angeles

Dennis S. Charney, M.D.
Yale University School of Medicine

Kathryn M. Connor, M.D.
Duke University Medical Center

Nicholas J. Coupland, M.B., Ch.B.
University of Alberta

Daniela David, M.D., M.Sc.
University of Miami

Rodrigo Escalona, M.D.
University of New Mexico

Matthew Friedman, M.D., Ph.D.
National Center for PTSD, White River Junction, VT

Ulrich Frommberger, M.D.
Freiburg Medical School, Germany

J. Christian Gillin, M.D.
University of California San Diego, San Diego VAMC

John H. Greist, M.D.
Healthcare Technology Systems, Madison, WI

Mark B. Hamner, M.D.
Charleston VAMC

Michael A. Hertzberg, M.D.
Durham VAMC

Rudolf Hoehn-Saric, M.D.
Johns Hopkins University

Are Holen, M.D., Ph.D.
Norwegian University of Science and Technology

Mardi J. Horowitz, M.D.
Langley Porter Psychiatric Inst., San Francisco

Johan E. Hovens, M.D., Ph.D.
Delta Psychiatric Hospital, Poortugaal, Netherlands

Kenneth O. Jobson, M.D.
Psychiatry and Psychopharm Services, Knoxville, TN

Paul E. Keck, Jr., M.D.
University of Cincinnati College of Medicine

John H. Krystal, M.D.
VA Connecticut Healthcare System

Harold Kudler, M.D.
Duke University Medical Center, Durham VAMC

Bernard Lerer, M.D.
Hadassah-Hebrew University Medical Center

Michael R. Liebowitz, M.D.
New York State Psychiatric Institute

Hadar Lubin, M.D.
Yale University School of Medicine

John March, M.D.
Duke University Medical Center

Randall D. Marshall, M.D.
Columbia University

Alexander C. McFarlane, M.D.
University of Adelaide, Australia

Patrick McGorry, Ph.D., F.R.A.N.Z.C.P.
Center for Young People's Mental Health, Australia

Thomas A. Mellman, M.D.
University of Miami School of Medicine

Charles B. Nemeroff, M.D., Ph.D.
Emory University School of Medicine

Thomas C. Neylan, M.D.
University of California, San Francisco

H. George Nurnberg, M.D.
University of New Mexico

Frederick Petty, M.D., Ph.D.
Dallas VAMC

Roger K. Pitman, M.D.
VAMC Manchester, NH

Mark Pollack, M.D.
Massachusetts General Hospital

Frank W. Putnam, M.D.
Children's Hospital Medical Center, Cincinnati

Scott L. Rauch, M.D.
Massachusetts General Hospital

Richard J. Ross, M.D., Ph.D.
Philadelphia VAMC

Pierre-Alain Savary, M.D.
Commission de psychiatrie de guerre et de catastrophe, Nyon, Switzerland

Arieh Shalev, M.D.
Hadassah University Hospital, Jerusalem

Steven M. Southwick, M.D.
Yale University School of Medicine

Vladan Starcevic, M.D., Ph.D.
Institute of Mental Health, Belgrade, Yugoslavia

Dan J. Stein, M.D.
University of Stellenbasch, South Africa

Suzanne M. Sutherland, M.D.
Duke University Medical Center

Stuart Turner, M.D.
The Traumatic Stress Clinic, London

Robert Ursano, M.D.
Uniformed Services University School of Medicine, Kensington, MD

Bessel van der Kolk, M.D.
Boston University

Wybrand Op den Velde, M.D.
St. Lucas Andreas Hospital, Amsterdam

I. P. Burges Watson, M.R.C. Psych., F.R.A.N.Z.C.P.
University of Tasmania

Lars Weisaeth, M.D.
University of Oslo

Sidney Zisook, M.D.
University of California San Diego

目　次

監訳者の序 ──────── 3
日本語版刊行に寄せて ── 7

緒言，本ガイドラインの使い方 ──────────────── 15

PTSD治療ガイドライン ─────────────────── 23

Ⅰ　診断 ─────────────────── 25
　Guideline 1：PTSDの同定法　25

Ⅱ　初期治療ストラテジーの選択 ─────── 27
　Guideline 2：全体的な治療ストラテジーの選択　27
　Guideline 3：初期の精神療法の選択　29
　Guideline 4：初期治療の薬剤の選択　33

Ⅲ　初期治療後に何をすべきか ───────── 39
　Guideline 5：患者が反応を示さない場合　39
　Guideline 6：患者に部分的反応しかみられない場合　42
　Guideline 7：患者が複数の治療に反応しない場合　45
　Guideline 8：患者が緩解または良好な反応を示した場合：維持期のストラテジー　46

Ⅳ　治療上のその他の問題 ────────── 48
　Guideline 9：薬剤の用量　48
　Guideline10：コンプライアンスの強化　49
　Guideline11：PTSDの予防と慢性化の回避　50

Ⅴ　プライマリケア ─────────────── 51

エキスパート調査結果およびガイドライン用参考資料 ────── 53
　すべてのエキスパートに回答を求めた質問と結果　55
　精神療法エキスパートにのみ回答を求めた質問と結果　68
　薬物療法エキスパートにのみ回答を求めた質問と結果　80

PTSD患者と家族のための手引き ─────────────── 107

　付録：「PTSD」に引用されている主な薬剤一覧表　123

緒言，本ガイドラインの使い方

緒　言

　臨床医なら誰でも，治療に十分に反応しない患者や，深刻な併存症のある患者を前にしたとき，最良の方法を助言してくれるエキスパートが身近にいたなら，と思うことがよくあるのではないだろうか。だが残念なことに，いつでもエキスパートが身近にいるとは限らないし，仮にエキスパートの助言が得られたとしても，その助言が，分野全体の意見に照らして最良の判断であるかどうかは知りようがない。エキスパートコンセンサスガイドラインシリーズの目的は，まさにそこにある。本シリーズは，主要な精神疾患の治療に関して最高のエキスパートたちの意見を広範に求め，その調査結果に基づいて作成した実践的臨床ガイドラインであり，臨床医の日々の治療のなかでただちに役立てていただくことを意図している。

　まず，執筆陣がどのような面に配慮したか，4つのQ＆Aにまとめよう。

■エキスパートコンセンサスガイドラインは，従来のガイドラインとどのような関係にあるのか（どう違うのか）？

　本シリーズの各ガイドラインは，従来のガイドラインに基づくものではあるが，さらに多くの点で付加的要素がある。

1. 現在流布している一般的なガイドラインでは通常，詳細な推奨がなされないような，特定の重要な治療判断に焦点を当てている。
2. 各分野で数多くの第一線のエキスパートに意見を求め，きわめて高い回答率（本書PTSDガイドラインでは90％以上）を得ている。これにより，エキスパートによる現在の最良の意見として，権威のある推奨が保証される。
3. 各質問に対するエキスパートの回答は詳細に，定量的に（しかも理解しやすい形で）提示した。これにより読者は，当ガイドラインを支持するエキスパートの意見が相対的にどの程度の重みを持つものかを判断できる。
4. ガイドラインは単純な形式で提示した。各患者の問題がどこにあてはまるのか，次になすべきこととしてエキスパートが何を勧めているか，容易にわかるようになっている。
5. ガイドラインの適用を極力拡大できるよう，多くのサポートを行なっている。教育活動，調査プロジェクト，公共セクターと管理医療の分野での方針決定コンサルティング，ウェブページ（www.psychguides.com）の運営などである。

■なぜ研究文献や「エビデンスに基づく」ガイドラインにみられる関連治療研究ではなく，エキスパートのコンセンサスに治療判断の基礎を置かなければならないのか？

　エキスパートコンセンサスが付加的ガイドラインとして重要性を有する理由は3つある。

1. 研究の成果は，日々の臨床実践の場に敷衍するのが困難なことが多い。とくに配慮を要する患者はたいてい，併存症があったり，それまでの治療にあまり反応がみられなか

ったり，多様な治療法を同時に，あるいは切り替えて試みる必要があったりするものである。このような患者は通常臨床試験の対象から外されるが，大半の研究で対象選別基準を満たさないこれらの患者に役立つガイドラインこそが必要とされている。

2．従来のコントロールされた調査研究は，臨床の現場でみられる多様で偶発的な病状のすべてを対象としていないし，またおそらくそのようなことは不可能である。エキスパートの意見に基づいたガイドラインが求められる理由の1つは，臨床実践の複雑さにある。臨床では絶えずあまりに多くの疑問が生じてくるため，臨床研究の文献でも，体系化された研究をもってそれらの疑問に包括的に答えることはできない。

3．臨床現場で最良の実践として受け入れられる方法の変化は速く，一方，最終的にその変化に科学的な根拠を与えることになる研究はそれよりも遅れざるをえないことが多い。新しい治療法が可能になったとき，臨床医は，コントロールされた研究が支持する狭い適応を超える適応をみてとり，新治療法のほうが優れていると考えることも少なくない。

以上の理由から，統合されたエキスパートの意見は，臨床研究文献と臨床実践とをつなぐ決定的に重要なリンクとなるのである。

■このガイドラインに示されたエキスパートの意見はどの程度の妥当性を持ち，その推奨はどの程度信頼できるのか？

現在われわれは，ガイドラインを実際に使ってみる調査プロジェクトを実施しているが，上記の問いに答えるのは，このプロジェクトが終了した時点まで待ったほうがよさそうである。今のところは，わからない，というのが正直な答えである。エキスパートの意見は，常に，科学の進歩による修正の対象とされなければならない。しかも，われわれがエキスパートに尋ねた問題は，臨床実践のなかでもとくに難しい問題であり，それゆえ推奨も不十分な研究データに基づいて出さざるをえないケースも多く，知見の拡大に伴い修正される可能性がある。それでも，ガイドラインとなる推奨を行うにあたっては，エキスパートの意見全体を総合したものが最良のツールとなる。少なくとも，1人のエキスパートや少人数の意見よりは，多数のエキスパートの意見を量的に表したもののほうが，はるかに信頼性が高いと言える。

■治療にガイドラインを使うべき理由は？

第一に，どれほど優秀な技術をもった臨床医でも，臨床実践に関してエキスパートのガイドラインや他人による妥当性評価が必要だと感じることは多い。第二に，この分野はますます標準化が進んできている。そして問題は，誰が標準を決めるかである。われわれは，その実践ガイドラインは臨床上の意見や研究者の意見のうち最良のものに基づくべきであると考えている。そうでなければ，臨床以外の要素や，科学以外の目的（たとえば単なるコスト減や官僚主義的な単純化など）によって決められてしまう。最後に，ガイドライン漬けになると臨床の技が失われてしまうと懸念する向きには，臨床実践の特異性は複雑なものであり，個々の臨床状況にはつねに注意を払っていく必要があるという点を指摘すれば，少しは安心してもらえるだろう。ガイドラインは有用な情報を提供するが，けっして優れた臨床判断や常識の代わりとなるものではないのである。

これまでに出してきた各種ガイドラインは，すでに米国で広く使われており，臨床医のみならず，政策決定者，行政官，ケースマネージャー，メンタルヘルスの教育者，患者の権利擁護活動家，臨床研究者，公共医療の研究者の役に

立っているようである．言うまでもなく，この知識全体の最終的な目的は，患者の生活を向上させるためにできる限りのことをするというところにある．このガイドラインが提供するエキスパートの助言により，個別の症例にいっそう即した効率的な治療が可能になればと願っている．

Allen Frances, M.D.

本ガイドラインの使い方

PTSD（外傷後ストレス障害）治療のためのエキスパートコンセンサスガイドラインは，精神療法のエキスパート52人とPTSDの薬物療法のエキスパート57人に対する調査に基づいて作成された．この調査のために時間と専門知識を提供してくれた全員に感謝したい．

■エキスパートコンセンサスガイドラインの作成方法

■調査票の作成

本調査ではまず，既存の文献や他のガイドライン[1]に基づいて，骨格となるアルゴリズムを構築した．PTSD患者に対する日々の治療で重要になると思われる意志決定ポイントを明らかにすることを目標とした．その際，十分に取り上げられていなかったり，明確な回答が得られなかったりした臨床上の重要な問題に焦点をあてた[2,3]．続いて，2種の質問票を作成した．1つは薬物療法に関するもの，1つは精神療法に関するものである．

■評価尺度

調査票については，RAND社製のエキスパートコンセンサス用調査形式に多少修正を加えた9段階評価尺度を用いた[4]．図1に示すような説明をつけて評価尺度をエキスパートに提示した．

実際の質問例として，精神療法調査の質問20を図2に示す．

図1　評価尺度

きわめて不適切 ←　1 2 3　　4 5 6　　7 8 9　→ きわめて適切

　　9＝きわめて適切：最善の選択
　7～8＝通常は適切：第一選択としてしばしば行うもの
　4～6＝どちらともいえない：ときに，第二選択として行うもの（たとえば，患者や家族が望む場合，第一選択
　　　　が奏効しない，利用できない，あるいは適切でない場合）
　2～3＝通常は不適切：自分ならめったに行わない
　　　1＝きわめて不適切：自分なら決して行わない

図2　質問の実際例

20　PTSD治療の初期（最初の3カ月）の精神療法セッションの形式について，下記の選択肢の適切性をランク付けしてください．

個人療法	1 2 3	4 5 6	7 8 9
家族療法	1 2 3	4 5 6	7 8 9
セラピストがリーダーとなるPTSDグループ	1 2 3	4 5 6	7 8 9
PTSDの自助グループ	1 2 3	4 5 6	7 8 9
個人療法と集団療法の併用	1 2 3	4 5 6	7 8 9
個人療法と家族療法の併用	1 2 3	4 5 6	7 8 9

■調査結果の解析と表示

 薬物療法と精神療法に関する調査に用いた実際の質問票と結果は，本書の後半（pp.53～105）に掲げた。例として，精神療法調査の質問20の結果を下に示す。大半の質問について，

・エキスパートに提示した質問をそのまま再掲し，
・選択肢を，エキスパートのランク付けの高い順に示し，
・各選択肢について信頼区間をバーで示し，
・平均値と度数分布の表を付した。

 スペースの関係上，数値のみを表形式で提示した場合や，文章で要約した場合もある。

95％信頼区間 結果の解析にあたって，まず各項ごとに平均値，標準偏差（SD），信頼区間（CI）を算出した。CIとは，同様のエキスパートグループを対象に調査を繰り返した場合に平均値となりそうな可能性が95％以上になると，統計的に計算された区間のこと。各選択肢に対するCIが水平のバーで示される。2つの選択肢で，互いのバーに上下に重なる部分がなければ，その両者の平均値には統計的に有意な差があると言える。

評価のカテゴリー 各選択肢には，平均値の95％CIが含まれるカテゴリーに応じて，第一選択，第二選択，第三選択のランク付けを行った。ランク付けにあたっては，可能性が過大に評価されないよう，CIの最低値を用いるという厳密な方法をとった。たとえば，CIの下端が，1つ下のカテゴリーとの境界にわずかにかかっている場合でも，この選択肢については下のカテゴリーにランク付けした。カテゴリーのランク付けを示すために，以下のような色分けを用いた。

✱ 最善の選択（半数以上のエキスパートが「9点」をつけた）
■ 第一選択（CIの全体が6.5以上）
■ 第二選択（CIが3.5～6.49）
□ 第三選択（CIの一部でも3.5以下）

数値 図の横に，表の形で，各選択肢ごとの平均値と標準偏差（SD），さらにその選択肢を，最善の選択（9），第一選択（7～9），第二選択（4～6），第三選択（1～3）にランク付けしたエキスパートの比率を示した。（注：最善の治療の比率は，第一選択の比率の数字に含まれる。）

図3 調査結果のグラフ

20 PTSD治療の初期（最初の3カ月）の精神療法セッションの**形式**について，下記の選択肢の適切性をランク付けしてください。

	95％信頼区間			平均(SD)	最善の選択	第一選択	第二選択	第三選択
	第三選択	第二選択	第一選択					
個人療法			✱	8.7 (1.2)	81	98	0	2
個人療法と集団療法の併用				6.7 (1.7)	17	56	42	2
個人療法と家族療法の併用				6.4 (1.7)	10	50	42	8
セラピストがリーダーとなるPTSDグループ				6.0 (1.9)	12	40	48	12
家族療法				5.3 (1.9)	4	23	58	19
PTSDの自助グループ				3.7 (1.9)	2	8	38	54
	1 2 3 4 5 6 7 8 9				%	%	%	%

■ 評価の意味

　第一選択とは，当該状況の初期治療としてエキスパートが通常適切であると考える治療である。最善の選択とある場合は，とりわけ強く推奨する第一選択（エキスパートの50％以上が「9点」をつけた治療法）である。複数の第一選択のなかから1つを選択する場合，もしくは，ある第一選択を行うかどうか決定する場合には，過去の治療に対する反応，副作用，一般的な医学的問題，患者の希望など，患者の臨床状況を包括的に考慮すべきである。

　第二選択とは，第一選択に忍容性のない患者や，反応しない患者に対しての妥当な選択である。ある患者にとって第一選択が不適切であると考えられる場合（たとえば，過去の治療に対する反応が不十分，精神療法の指示に従うことができない，薬の投与法が不便，とくに不快な副作用，一般的な医学的禁忌，薬物相互作用の可能性，または第一選択についてエキスパートの意見が一致していない場合）には，代わりに第二選択を初期治療として選択することになる。

　いくつかの質問では，とくにエキスパート間で第一選択としてコンセンサスの得られる治療法がない場合だが，第二選択が最上位にきていることがある。このような場合は，複数の第二選択のなかで差をつけるため，CIが第一選択の範囲にかかっているものを「上位第二選択」として区別した。

　第三選択とは，通常は不適切なもので，好ましいとされる選択肢が奏功しなかった場合にのみ行うものである。

■ 調査結果からガイドラインへ

　調査結果を解析して選択肢をランク付けしたのち，これらのエキスパートによる推奨を利用者が使いやすいガイドラインに編集する作業を行った。一例として，上記の質問20の結果はp.76に示してあり，それに基づいてGuideline 2 C「治療初期段階のケアのレベル」（p.28）が作成されている。

　質問20の図3では，個人療法が完全に第一選択の枠内に収まっており，エキスパートがこの方法を第一選択とランク付けていることがわかる。さらに，81％のエキスパートが個人療法を9点としていることから，これが最善の選択と考えられる（バーのなかの星印で示す）。個人療法と集団療法の併用，あるいは個人療法と家族療法との併用の2つのバーは第一選択と第二選択の両方の枠にまたがっており，「上位の」第二選択と位置付けられる。

　これをふまえ，Guideline 2 Cでは，急性期治療中（最初の3カ月または患者が安定するまで）の精神療法として，個人療法を最善の選択とし，さらに，個人療法と集団または家族療法との併用を考慮するよう示唆している。ガイドラインの同一評価レベルに複数の選択肢が現れている場合には，必ず平均得点の高い順に並べてある。

■ エキスパートコンセンサスガイドラインの利点と限界

　本ガイドラインはエキスパートによるアドバイスではあるが，他の情報や患者と医師との個々の関係を考慮しながら使わなくてはならない。ガイドラインは臨床判断の代わりとなるわけではなく，各々の臨床状況の必要性に応じて判断しなければならない。本ガイドラインでは，患者グループを設定し，各グループの平均的患者に適合するような提案を行った。**しかし，患者ごとに，治療に対する希望や適応性，これまでの治療に対する反応，治療に対する反応の家族歴，さまざまな副作用に対する忍容性などが大きく異なるため，エキスパートの第一選択推奨があらゆる状況で適切であるとは限らない。**

　読者には，この他にも本ガイドラインの限界

をいくつか念頭に置いてほしい。

1. 本ガイドラインは多数のエキスパートの意見を集約し，作成したものである。質問によっては，コンセンサスとは異なる見解をもつエキスパートも存在している。
2. 調査では，文献から明解な回答が得られていない重要な問題について質問しているために，本ガイドラインの作成にあたってはエキスパートの意見に全面的に基づくことにした。医学の歴史をみれば，いかなる時代でもエキスパートの意見にも誤りはありうることがわかる。今後研究が蓄積されれば，最終的にはより優れた明解な回答が得られるであろう。したがって臨床医は，本ガイドラインの推奨もいずれは時代遅れになる可能性があると考えて，常に新しい文献に目を通していただきたい。我々も，新たな研究の情報を収集するとともにエキスパートの意見を再調査して，ガイドラインを定期的に更新したいと考えている。
3. 本ガイドラインは製薬業界から資金援助を受けているため，偏りが生じる可能性が考えられた。このため本ガイドラインの作成のあらゆる段階を透明にし，すべての結果を開示して，編集が恣意的にならないように心がけた。
4. 本ガイドラインは包括的であるが，すべてを網羅しているわけではない。興味深い問題でも，調査方法の性質上エキスパートに質問しなかったものもあり，こうした項目は本ガイドラインには盛り込まれていない。

このような限界があるとはいえ，エスキパートコンセンサスガイドライン[5-9]は，優れた専門性と使いやすさ，それに，この分野の指導的立場にあるエキスパートから得られた多数の実践例に基づく信頼性の高さを備えており，この分野に意義深い進歩を刻んだと言えよう。

推奨利用法

本ガイドラインをもっともよい形で活用するには，まず目次に目を通して全体の構成を概観していただきたい。次に個々のガイドラインを通読する。そして最後に，各項目に対するエキスパートの意見と自分の意見を比べてみると面白いだろう。こうして読んでいくなかで，本書後半に採録した詳細な調査結果を利用されることを，強くお薦めする。

本ガイドラインは，臨床医が治療に関するエキスパートの推奨をすばやくみつけられるように構成してある。推奨内容は，使いやすい表形式の11のガイドラインとして，以下の4つのセクションに分けて提示した。

Ⅰ．診断（pp.25〜26）
Ⅱ．初期治療ストラテジーの選択（pp.27〜38）
Ⅲ．初期治療後に何をすべきか（pp.39〜47）
Ⅳ．治療上のその他の問題（pp.48〜50）

このほか，プライマリケアを行う医師にとって使いやすい形で重要な推奨を，「プライマリケア治療ガイド」（pp.51〜52）としてまとめた。そのあとに，調査結果の概要（pp.53〜105）が続く。

巻末に，「患者と家族のための手引き」（pp.107〜122）を付した。この部分だけコピーして患者家族に配布できる。これら啓蒙的文書の作成にあたっては，米国不安障害学会（ADAA）の助力を得た。深く感謝したい。

ガイドライン中の推奨を裏づけるデータは，当該ページの注により参照できるようになっている。注は，2種のエキスパート調査のなかで，そのガイドラインの推奨を作成するにあたって利用した質問の番号を指示している。

例として，急性のPTSDと思われる症状を示す患者の治療法を選ぶために臨床医が本ガイド

ラインを使うケースを考えてみよう。まず目次から，Guideline 1「PTSDの同定法」(p.25) をみつけ，その情報を使って患者を評価し，PTSDの診断を確認する。次にGuideline 2「全体的な治療ストラテジーの選択」(p.27) に進み，患者の年齢，症状の重度や慢性度に応じて，精神療法から始めるか，薬物療法から始めるか，両者の併用から始めるか，適切な初期治療についての情報を探す。現れている症状のタイプに応じて，精神療法や薬物療法のなかでどの方法を選ぶべきかについては，Guideline 3「初期治療の精神療法の選択」(p.29) とGuideline 4「初期治療の薬剤の選択」(p.33) に書かれている。ここで選んだ初期治療ストラテジーに患者が十分に反応しないときには，「Ⅲ　初期治療後に何をすべきか」(p.39) を参照することもできる。

　どのガイドラインも，一度読んだだけでは，治療実践を改善することはない。個々の患者の状態や疾患の段階は，時に応じて様々な介入を必要とするものであり，本ガイドラインは，治療の進行中の場で使われることを念頭に置いて作られている。患者の問題や臨床医自身の治療についての疑問を目次から拾い上げ，自分の計画とガイドラインの推奨とを比べる。臨床医にとって馴染みのある分野の問題ならば，ガイドラインの推奨は最良の判断を強化するのに役立つだろうし，臨床医が判断に迷っている場合には，この推奨が新たな示唆を与えてくれるものと思う。

REFERENCES

1. **Foa EB, Keane TM, Friedman MJ.** PTSD Treatment Guidelines. New York: Guilford (in press)
2. **Frances A, Kahn D, Carpenter D, Frances C, Docherty J.** A new method of developing expert consensus practice guidelines. Am J Man Care 1998;4:1023-1029
3. **Kahn DA, Docherty JP, Carpenter D, Frances A.** Consensus methods in practice guideline development: a review and description of a new method. Psychopharmacol Bull 1997;33:631-639
4. **Brook RH, Chassin MR, Fink A, et al.** A method for the detailed assessment of the appropriateness of medical technologies. International Journal of Technology Assessment in Health Care 1986;2:53-63
5. **Kahn DA, Carpenter D, Docherty JP, Frances A.** The expert consensus guideline series: treatment of bipolar disorder. J Clin Psychiatry 1996;57(suppl 12A):1-88
6. **McEvoy JP, Weiden PJ, Smith TE, Carpenter D, Kahn DA, Frances A.** The expert consensus guideline series: treatment of schizophrenia. J Clin Psychiatry 1996;57(suppl 12B):1-58
7. **March JS, Frances A, Carpenter D, Kahn DA.** The expert consensus guideline series: treatment of obsessive-compulsive disorder. J Clin Psychiatry 1997;58(suppl 4):1-72
8. **Alexopoulos GS, Silver JM, Kahn DA, Frances A, Carpenter D.** The expert consensus guideline series: treatment of agitation in older persons with dementia. Postgraduate Medicine Special Report, April 1998:1-88
9. **McEvoy JP, Scheifler PL, Frances A.** The expert consensus guideline series: treatment of schizophrenia 1999. J Clin Psychiatry 1999;60(suppl 11):1-80

PTSD治療ガイドライン

PTSD治療ガイドライン
I 診断

GUIDELINE 1　PTSDの同定法

1A：PTSDの原因となる極度のストレス

ストレッサーのタイプ	例
重大な事故	自動車事故，航空機事故，船舶事故，産業事故
自然災害	竜巻，台風，洪水，地震
犯罪被害	暴力を振るわれる，首をしめられる，銃で撃たれる，ナイフで刺される，銃口を向けられる
軍隊	実際の戦闘地域での任務
性的暴行	レイプまたはレイプ未遂
子供への性的虐待	近親相姦，レイプ，大人または相当年上の子供との性的接触
子供への身体的虐待，重度のネグレクト	殴打，火傷，拘束，飢え
人質，投獄，拷問	誘拐され人質となる，テロ攻撃，拷問，戦争捕虜としてまたは強制収容所での監禁，難民としての転地
トラウマとなる出来事の目撃または知らせ	銃撃や大事故の目撃，愛する者の予期せぬ突然の死

1B：ストレッサーの影響

ストレッサーのタイプ	例
ストレッサーは非常に強いというのでは不充分で，極端に強いものでなくてはならない	その出来事では，死や重大な傷害，レイプ，子供への性的虐待が実際に起こったか，起こるおそれがあった。重度のストレッサーではあっても極端ではなく，しばしば経験されるもの（失業，離婚，落第，家族の予期された死）は含まない。
そのストレッサーは強力な主観的反応を引き起こす	その人は激しい恐怖，無力感，戦慄を経験する。

1C：PTSDの主要な症状

主要な症状	例
トラウマとなった出来事を再体験する	・出来事についての侵入的で苦悩を伴う想起 ・フラッシュバック（目覚めている間に出来事が繰り返されているかのように感じる） ・悪夢（夢のなかで，その出来事や，その他の恐ろしいイメージが繰り返される） ・その出来事を思い出させるきっかけとなることがらに対する過剰な感情的，身体的反応
回避	・トラウマに関連する活動，場所，思考，感情，会話
感情的麻痺	・興味関心の喪失 ・他者から疎隔している感覚 ・感情の範囲の縮小
覚醒亢進	・睡眠困難 ・易刺激性または怒りの爆発 ・集中困難 ・過度の警戒心 ・過剰な驚愕反応

1D：症状の持続

症状の持続期間が…ならば	診断は	コメント
1カ月未満	急性ストレス障害	ストレッサーの直後に起こる症状で，一過性で自然に軽快することもある。この段階ではPTSDとは診断できないが，この時期の重度の症状の存在は，PTSD発症のリスクファクターである。
1～3カ月	急性PTSD	PTSDのこの急性期に積極的な治療を施すと有効。そうしないと慢性PTSDに発展するリスクが高くなる。
3カ月以上	慢性PTSD	症状が長期にわたり続くと，より長期間の強力な治療を必要とすることもある。併存する障害を持っていることが多い。

1E：PTSD患者によく見られる併存障害

PTSD患者は以下のような障害と併発することが多いため，どのようなPTSD患者についても，これらのスクリーニングを行い，治療計画に反映させることが有用である。（併存する障害によって複雑化したPTSDの治療選択に関する情報については，ガイドライン2B，3B，4Cを参照のこと）

併存する状態	
・物質乱用，物質依存	・強迫性障害
・大うつ病性障害	・社会恐怖
・パニック障害／広場恐怖	・双極性障害
・全般性不安障害	

PTSD治療ガイドライン
Ⅱ 初期治療ストラテジーの選択

GUIDELINE 2 全体的な治療ストラテジーの選択

2A：治療の順序：最初に行うのは精神療法か，薬物療法か，両者の併用か

　本ガイドラインは，PTSD治療における精神療法と薬物療法の順序についての情報を提供する。精神療法のエキスパートグループと薬物療法のエキスパートグループの双方に対し，同一の質問を行った。両グループとも，精神療法をPTSD治療の第一選択として推奨したが，薬物療法のエキスパートは，最初から薬物療法を精神療法と併用する傾向が高く，とくに重度の問題や慢性的な問題を抱えている患者に対してはそうであった。

年　齢	重症度	急性PTSD[1]	慢性PTSD[2]
小児期および青年期前半	軽症	最初に精神療法	最初に精神療法
	重症	最初に精神療法* または 薬物療法と精神療法の併用*	最初に精神療法* または 薬物療法と精神療法の併用*
青年期後半および成人	軽症	最初に精神療法	最初に精神療法† または 薬物療法と精神療法の併用†
	重症	最初に精神療法* または 薬物療法と精神療法の併用*	最初に精神療法* または 薬物療法と精神療法の併用*
高齢の患者	軽症	最初に精神療法	最初に精神療法
	重症	最初に精神療法* または 薬物療法と精神療法の併用*	最初に精神療法* または 薬物療法と精神療法の併用*

*この質問では心理社会的治療のエキスパートは精神療法を，薬物療法のエキスパートは併用療法を最初に選択した。
†この質問では薬物療法のエキスパートは，精神療法と併用療法を，心理社会的治療のエキスパートは精神療法のみを最初の治療とした。
[1]問1　[2]問2

2B：精神医学的障害が併存しているPTSD患者の治療の順序

　精神医学的障害が併存しているPTSD患者の場合，エキスパートは，精神療法と薬物療法の併用を最初から推奨する。したがって，すべてのPTSD患者について，評価の際に併存症と物質使用について尋ねることが非常に重要となる。

併存症	推奨ストラテジー
うつ病性障害[3]	最初から精神療法と薬物療法の併用
双極性障害[3]	最初から精神療法と薬物療法の併用
その他の不安障害（パニック障害，社会恐怖，強迫性障害，全般性不安障害）[3]	最初から精神療法と薬物療法の併用
物質乱用および物質依存[4] 　物質乱用の軽症の問題 　物質乱用の重症の問題	物質乱用とPTSDの両方に対して同時に治療を行う まず物質乱用を治療する 　または 物質乱用とPTSDの両方に対して同時に治療を行う

[3] 問3　　[4] 問4

2C：治療初期段階のケアのレベル（最初の3カ月または安定するまで）

　治療の初期段階では，一般に1回60分の個人セッションを週1回行う精神療法をエキスパートは推奨する。薬物療法は，最初の月は毎週，その後は隔週が推奨される。維持期にどの程度の治療を行うかについてはGuideline 8に示す。

太字イタリック＝最善の選択

	推　奨	考慮する
精神療法セッションの頻度[5]	週1回	週2回
精神療法セッションの時間[5]	60分*	60分以上*または45分
精神療法セッションの形式[5]	***個人***	個人療法と集団療法の併用または個人療法と家族療法の併用
薬物療法の通院の頻度[6]	最初の1カ月は週1回，その後は隔週	3カ月間毎週 3カ月間隔週

*曝露療法では，慣れを可能にするためセッション時間を長くする必要のある場合がある。
[5] 問18〜20　　[6] 問41

GUIDELINE 3　初期の精神療法の選択

もっとも推奨される精神療法の概要*

不安マネジメント（ストレス免疫訓練）：患者のストレスへの取り組みを支援する一連のスキルを教える。 ・リラクゼーション訓練：主要な筋肉群について体系的にリラクゼーションを行うことにより恐怖や不安をコントロールすることを教える。 ・呼吸法訓練：ゆっくりとした腹式呼吸を教え，患者がリラックスでき，不快な，しばしば恐怖を生む身体感覚を伴う過呼吸に陥らないようにする。 ・積極的思考法（ポジティブシンキング）とセルフトーク：ストレッサーが予期されるときやストレッサーに直面したときに，否定的な思考（「自分がコントロールできなくなりそうだ」など）を肯定的な思考（「前にもうまく対処できたから，今度もできる」など）に置き換える方法を教える。 ・主張訓練：自己の希望や意見や感情を適切かつ他人を疎外しないような仕方で表現する方法を教える。 ・思考停止法：苦しみを生む思考に対して心のなかで「ストップと叫ぶ」ことで気持ちを逸らせる技法。
認知療法：感情を掻き乱し活動を損なわせるような非現実的な仮定，信念，自動思考を，患者が変容させる手助けをする。たとえば，トラウマに苦しむ人は，そのトラウマに関連する非現実的な罪悪感を抱いていることが多い。レイプ被害者は自分に非があると自分を責め，退役軍人は親友の戦死が自分のせいだと思っていることがある。認知療法の目的は，患者に，自身の認知のうまく機能していない部分を発見させ，それを支持する根拠と否定する根拠の両方を考えさせ，よりバランスのとれた感情を生み出す現実的な思考を持たせることにある。
曝露療法：ストレッサーに関連し，非現実的な激しい恐怖を喚起する状況や人間，対象，記憶，感情に，患者が向き合う手助けをする。これは，以下の二種の方法により行われる。 ・想像による曝露：トラウマとなっている記憶を感情を伴って詳細に思い出し，ひどい苦痛を喚起しなくなるまで繰り返す。 ・現実による曝露：実際には安全であるが，トラウマと結びついて激しい恐怖を引き起こすため本人が回避している状況に身をさらす（交通事故に巻き込まれた人が車を運転する，エレベーター内で襲われた人が再びエレベーターに乗る，など）。状況に繰り返し身をさらすことで，恐れていた状況は実はもはや危険ではなく，その状況を避けずにそこに長時間身を置くことで恐怖が消えていくことを認識できるようになる。
遊戯療法（プレイセラピー）：子供のための精神療法で，比較的直接的方法では効果的に対処できないトピックの導入を可能にする。また，トラウマとなる記憶に曝露し，それを再処理できるようにする。
心理教育（サイコエデュケーション）：PTSDの症状と，利用可能な各種治療法について，患者やその家族を教育する。トラウマを受けた直後にPTSDの症状が出るのは正常で，予測されることであり，時間と治療により克服可能であると告げて安心させる。また，併存症の症状と治療についての教育も行う。

*エキスパートへの質問には，EMDR，催眠療法，精神力動的精神療法も含めたが，これらはPTSDの治療としては高く評価されなかった。

3A：症状別の好ましい精神療法[7]

　PTSDの治療においては，曝露療法，認知療法，不安マネジメントの3つの精神療法がもっとも有用と考えられる。下表に示したとおり，エキスパートは，もっとも顕著に表れている症状により，採用する技法を変えている。心理教育はすべてのPTSD患者に推奨されるが，単独では十分でない。子供の場合，ある特定の症状をターゲットとするときには遊戯療法を考慮することが推奨されている点にも注意。

太字イタリック＝最善の選択

最も顕著な症状	推奨される技法	考慮する技法
侵入的思考	・***曝露療法***	・認知療法 ・不安マネジメント ・心理教育 ・子供の場合，遊戯療法
フラッシュバック	・***曝露療法***	・不安マネジメント ・認知療法 ・心理教育
トラウマに関連する恐怖，パニック，回避	・***曝露療法*** ・認知療法 ・不安マネジメント	・心理教育 ・子供の場合，遊戯療法
麻痺／他者からの孤立感／興味の喪失	・認知療法	・心理教育 ・曝露療法
易刺激性／怒りの爆発	・認知療法 ・不安マネジメント	・心理教育 ・曝露療法
罪悪感／恥辱感	・***認知療法***	・心理教育 ・子供の場合，遊戯療法
全般的不安（過覚醒，過度の警戒心，驚愕）	・不安マネジメント ・曝露療法	・認知療法 ・心理教育 ・子供の場合，遊戯療法
睡眠障害	・不安マネジメント	・曝露療法 ・認知療法 ・心理教育
集中困難	・不安マネジメント	・認知療法 ・心理教育

[7] 問13

3B：精神医学的状態が併存するPTSD患者に好ましい精神療法[8]

　PTSDに伴う併存症の種類により，選択すべき精神療法は変わってくる。気分障害や不安障害，またはクラスターBのパーソナリティ障害がある場合，エキスパートはとくに認知療法を推奨する傾向が高い。不安障害や物質乱用が併存する場合は，とくに不安マネジメントが推奨される。不安障害の併存では，曝露療法もとりわけ推奨される。

太字イタリック＝最善の選択

併存症	推奨される技法	考慮する技法
うつ病性障害	・***認知療法***	・曝露療法 ・心理教育 ・不安マネジメント ・子供の場合，遊戯療法
双極性障害	・認知療法	・心理教育 ・不安マネジメント
その他の不安障害（パニック障害，社会恐怖，強迫性障害，全般性不安障害）	・不安マネジメント ・認知療法 ・曝露療法	・心理教育
物質乱用または物質依存	・不安マネジメント	・認知療法 ・心理教育
衝動性を伴う重度のクラスターBのパーソナリティ障害（境界性など）	・認知療法	・不安マネジメント ・心理教育

[8] 問14

3C：患者の年齢による精神療法の選択[9]

　どの精神療法を選ぶかは，ある程度患者の年齢によって違ってくる。遊戯療法は児童や青年期前半の子供に有効だろうし，曝露療法は，子供や高齢者よりも，成人に強く推奨される。

太字＝第一選択

	好ましい技法
児童と青年期前半	・遊戯療法 ・心理教育 ・不安マネジメント ・認知療法
成人と青年期後半	・**認知療法** ・**曝露療法** ・**不安マネジメント** ・**心理教育**
高齢者	・**認知療法** ・**不安マネジメント** ・**心理教育** ・曝露療法

[9] 問16

3D：効果，安全性，受容性，即効性に基づいた精神療法の選択

　下表は，全体的な効果，効果が発揮される速さ，多様なストレッサーに対する有効性，安全性，受容性に基づいてエキスパートが推奨する精神療法を示す。Guideline 3 A～3 Cで示されたとおり，選択される精神療法はPTSDの表れ方，併存症の種類，患者の年齢といった要素によっても左右される。選択は，治療段階，治療者と患者のつながりの強さ，治療者の臨床判断，患者の希望と過去の治療への反応などによっても変わってくる。

	推奨される技法	考慮する技法
もっとも効果的な技法[10]	・曝露療法 ・認知療法	・不安マネジメント
もっとも即効性のある技法[11]	・曝露療法	・不安マネジメント ・認知療法 ・心理教育
多様なタイプのトラウマすべてにわたって好ましい技法[12]	・認知療法 ・曝露療法 ・不安マネジメント	・心理教育
もっとも安全な技法[10]	・不安マネジメント ・心理教育 ・認知療法	・子供の遊戯療法 ・曝露療法
もっとも受け入れられる技法[10]	・心理教育 ・認知療法 ・不安マネジメント	・子供の遊戯療法

精神療法の組み合わせについてのその他の推奨：エキスパートは，単独でPTSDに効果を発揮する技法（不安マネジメント，認知療法，曝露療法，心理教育）は，併用しても有用であると考えている。複合的な症状を示す患者や，治療に十分反応しない患者（Guideline 5 A，5 B，6 A，6 B参照）には，とくに複数の精神療法を組み合わせるのが適切であるとしている。どの技法をいくつ組み合わせるかの選択は，治療者の臨床判断と患者の希望に基づいて決めるべきである。患者が子供の場合，上記の4つの技法のどれかと遊戯療法の併用が適切であるとエキスパートは考えている。[13]

[10]問15　[11]問17　[12]問25　[13]問26

GUIDELINE 4　初期治療の薬剤の選択

4A：標的となる症状の相違に基づく好ましい薬剤のクラス[14]

　標的となる各種の症状に対してどの薬剤のクラスが好ましいかについてエキスパートに質問した。顕著な症状がどのようなものであるかにかかわらず，ほぼすべての場合で新規の抗うつ薬，とくにSSRI（選択的セロトニン再取り込み阻害薬）が好まれた。易刺激性や怒りが顕著な場合は，気分安定薬も有用かもしれない。短期的にはベンゾジアゼピンが有用なこともあるだろうが，物質乱用のリスクがあるため，慎重に使用すべきである。

最も顕著な症状	推奨される薬剤[15]	考慮する薬剤
侵入的思考	・SSRI* ・Nefazodone ・Venlafaxine	・三環系抗うつ薬
フラッシュバック	・SSRI ・Nefazodone ・Venlafaxine	・三環系抗うつ薬
トラウマに関連する恐怖，パニック，回避	・SSRI ・Nefazodone ・Venlafaxine	・三環系抗うつ薬 ・ベンゾジアゼピン（クロナゼパムなど[16]）†
全般的な不安（過覚醒，過度の警戒心，驚愕）	・SSRI ・Nefazodone ・Venlafaxine	・三環系抗うつ薬 ・ベンゾジアゼピン† ・抗アドレナリン薬 ・Buspirone
麻痺／他者からの疎隔感／興味の喪失	・SSRI ・Nefazodone ・Venlafaxine	・三環系抗うつ薬
解離症状		・SSRI ・Nefazodone ・Venlafaxine ・三環系抗うつ薬
睡眠障害[17]	・トラゾドン	・ゾルピデム ・Benadryl ・三環系抗うつ薬 ・ベンゾジアゼピン†
易刺激性／怒りの爆発	・SSRI ・Nefazodone ・Venlafaxine	・気分安定薬（バルプロ酸など[18]） ・三環系抗うつ薬 ・抗アドレナリン薬
集中困難	・SSRI ・Nefazodone ・Venlafaxine	・三環系抗うつ薬
罪悪感／恥辱感	・SSRI ・Nefazodone ・Venlafaxine	・三環系抗うつ薬

*SSRI＝Sertraline, パロキセチン, Fluoxetine, フルボキサミン, Citalopram
†物質乱用の問題を持っている患者または物質乱用の既往のある患者にはベンゾジアゼピンの処方を慎重に行うようにエキスパートは推奨している。[19]

[14]問27　[15]問35　[16]問37　[17]問56　[18]問36　[19]問38

4B：ストレッサーの相違に基づく好ましい薬剤のクラス[20]

ストレスとなる各種の状況に対してどのクラスの薬剤が望ましいかについてもエキスパートに質問した。標的となる症状別の薬剤選択についての質問と同様，ストレッサーの種類にかかわらず，新規の抗うつ薬が好まれた。考慮するその他の薬剤としては，三環系抗うつ薬，気分安定薬，ベンゾジアゼピンが挙げられた。

最も顕著なストレッサー	推奨される薬剤[21]	考慮する薬剤
軍隊での戦闘	・SSRI ・Nefazodone ・Venlafaxine	・三環系抗うつ薬 ・気分安定薬（バルプロ酸など[22]）
成人してからの性的トラウマ	・SSRI ・Nefazodone ・Venlafaxine	・三環系抗うつ薬 ・ベンゾジアゼピン（クロナゼパムなど[23]）*
子供時代の性的・身体的虐待	・SSRI ・Nefazodone ・Venlafaxine	・三環系抗うつ薬 ・気分安定薬
事故	・SSRI ・Nefazodone ・Venlafaxine	・三環系抗うつ薬 ・ベンゾジアゼピン*
自然災害	・SSRI ・Nefazodone ・Venlafaxine	・三環系抗うつ薬 ・ベンゾジアゼピン*
暴力犯罪または拷問	・SSRI ・Nefazodone ・Venlafaxine	・三環系抗うつ薬 ・気分安定薬
その他のトラウマ（トラウマとなる出来事の目撃など）	・SSRI ・Nefazodone ・Venlafaxine	・三環系抗うつ薬 ・ベンゾジアゼピン*

*物質乱用の問題を持っている患者または物質乱用の既往のある患者にはベンゾジアゼピンの処方を慎重に行うようにエキスパートは推奨している。[24]

[20]問28　[21]問35　[22]問36　[23]問37　[24]問38

4Ｃ：精神医学的状態が併存するPTSDに対して好ましい薬剤[25]

精神医学的障害（躁は除く）が併存するPTSD患者の治療にあたっては，やはり新規の抗うつ薬が有用である。双極性障害が併存するPTSD患者では，躁期，うつ期に関係なく，気分安定薬が推奨される。

太字イタリック＝最善の選択

併存症	推奨される薬剤[26]	考慮する薬剤
単極性のうつ病性障害	・***SSRI*** ・***Nefazodone*** ・***Venlafaxine*** ・三環系抗うつ薬	
双極性障害，うつ期	・SSRI ・Nefazodone ・Venlafaxine ・気分安定薬（バルプロ酸など[27]）	・三環系抗うつ薬
双極性障害，躁期または軽躁期	・***気分安定薬***	・非定型抗精神病薬 ・従来型抗精神病薬
強迫性障害	・***SSRI*** ・***Nefazodone*** ・***Venlafaxine***	・三環系抗うつ薬
パニック障害	・***SSRI*** ・***Nefazodone*** ・***Venlafaxine***	・三環系抗うつ薬 ・ベンゾジアゼピン（クロナゼパムなど[28]）＊
社会恐怖	・***SSRI*** ・***Nefazodone*** ・***Venlafaxine***	・三環系抗うつ薬 ・ベンゾジアゼピン＊
全般性不安障害	・SSRI ・Nefazodone ・Venlafaxine	・三環系抗うつ薬 ・ベンゾジアゼピン＊ ・Buspirone

＊物質乱用の問題を持っている患者または物質乱用の既往のある患者にはベンゾジアゼピンの処方を慎重に行うようにエキスパートは推奨している。[29]

[25]問29　[26]問35　[27]問36　[28]問37　[29]問38

4D：一般医学的状態が併存するPTSDに対して好ましい薬剤[30]

　一般医学的な各種状態が併存するPTSD患者の治療にあたっても，やはり新規の抗うつ薬をエキスパートは推奨している。第二選択は障害の種類により異なる。

併存症	推奨される薬剤[31]	考慮する薬剤
中枢神経系の損傷または障害（頭部の外傷，てんかん，脳卒中）	・SSRI ・Nefazodone ・Venlafaxine	・気分安定薬（バルプロ酸など[32]）
慢性痛	・SSRI ・Nefazodone ・Venlafaxine ・三環系抗うつ薬	・気分安定薬
高血圧	・SSRI ・Nefazodone ・Venlafaxine	・抗アドレナリン薬 ・気分安定薬 ・ベンゾジアゼピン（クロナゼパムなど[33]）* ・三環系抗うつ薬
心臓病	・SSRI ・Nefazodone ・Venlafaxine	・ベンゾジアゼピン* ・気分安定薬
甲状腺異常	・SSRI ・Nefazodone ・Venlafaxine	・三環系抗うつ薬 ・ベンゾジアゼピン* ・気分安定薬
糖尿病	・SSRI ・Nefazodone ・Venlafaxine	・三環系抗うつ薬 ・気分安定薬
呼吸器疾患（ぜんそく，気腫など）	・SSRI ・Nefazodone ・Venlafaxine	・三環系抗うつ薬 ・気分安定薬
胃腸病（潰瘍など）	・SSRI ・Nefazodone ・Venlafaxine	・三環系抗うつ薬 ・ベンゾジアゼピン*
肝臓病	・SSRI ・Nefazodone ・Venlafaxine	

*物質乱用の問題を持っている患者または物質乱用の既往のある患者にはベンゾジアゼピンの処方を慎重に行うようにエキスパートは推奨している。[34]

[30]問30　[31]問35　[32]問36　[33]問37　[34]問38

4E：出産可能年齢の女性に対する薬剤の選択[35]

太字イタリック＝最善の選択

患　者	推奨される薬剤
妊娠または授乳期	・エキスパートは，妊娠中または授乳期の女性に対しては薬剤を用いないほうが好ましいとしているが，必要な場合にはSSRIを選ぶ。
出産可能年齢の女性	・**SSRI** ・Nefazodone ・Venlafaxine

[35]問34

4F：年齢層別の効果，安全性，受容性に基づく薬剤の選択

要　素	子　供	成人／青年期の患者	高齢の患者
最も効果的[36]	・SSRI ・*Nefazodone** ・*Venlafaxine*	・SSRI ・Nefazodone ・Venlafaxine ・三環系抗うつ薬	・SSRI ・Nefazodone ・Venlafaxine
最も安全[37]	・SSRI ・*Nefazodone* ・*Venlafaxine*	・SSRI ・Nefazodone ・Venlafaxine ・*Buspirone*	・SSRI ・*Nefazodone* ・*Venlafaxine*
最も受け入れられる[38]	・SSRI ・*Nefazodone* ・*Venlafaxine*	・SSRI ・Nefazodone ・Venlafaxine ・ベンゾジアゼピン† ・*Buspirone*	・SSRI ・*Nefazodone* ・*Venlafaxine*

その他の推奨：比較的高齢の成人PTSD患者の治療にあたっては，エキスパートは以下のストラテジーを推奨する。[39]
・患者が服用している薬剤すべてを注意深く聴取する。
・他の薬剤との相互作用を注意深くモニターする。
・低用量から始める。
・ゆっくりと増量する。

*イタリック＝上位の第二選択
†物質乱用の問題を持っている患者または物質乱用の既往のある患者にはベンゾジアゼピンの処方を慎重に行うようにエキスパートは推奨している。[40]

[36]問33，35　　[37]問31，35　　[38]問32，35　　[39]問39　　[40]問38

4G：薬物療法の適切な初期治療の定義[41]

　患者が薬剤に反応しないと判断する前に，臨床医は，その治療の用量や期間が適切であったかどうかを確認する必要がある。多くの薬剤を投与されながら，体系的に適切に投与されていなかったために，もし適切に処方されていたなら，その薬剤に実際に効果があったのかどうかを臨床医が判断できない場合が余りにも多い。部分的に反応を示している患者の場合，まったく反応しない患者よりもわずかに長期間，切り替えや追加を待つことを，エキスパートは推奨する。適切な用量についての情報はGuideline 9を参照。

	他の薬剤に切り替えるか，他の薬剤を併用し始めるまでの期間	
	反応なし	部分的反応
抗うつ薬	6週間	8週間
抗精神病薬	3週間	4週間
ベンゾジアゼピン	2週間	3週間
Buspirone	4週間	5週間
気分安定薬	4週間	6週間
抗アドレナリン薬	2週間	3週間

[41] 問40

PTSD治療ガイドライン
Ⅲ 初期治療後に何をすべきか

用語の定義

緩解／良好な反応：75％以上の症状の軽減が見られ，最低3カ月以上反応が維持される。
部分的反応：25～75％の症状が残存。
反応なし：症状の軽減が25％以下。
持続的治療抵抗性：複数の薬物療法および精神療法を用いてもなお，ほとんどないしまったく反応を示さない。

GUIDELINE 5　初回の評価

5A：次の段階の選択

　PTSD患者が初期治療に反応を示さないとき，次の段階をどうするべきかについて，エキスパートに推奨を求めた。急性，慢性の別なく，また，自殺傾向や攻撃的傾向を持つ患者の場合でも，第一選択は同じであった。

　単一の治療を受けている患者（薬物療法のみまたは精神療法のみ）に対して，エキスパートは以下の2つの方法を一般に推奨する。

1．それまで受けていなかった治療法を追加する（精神療法に薬物療法を，または薬物療法に精神療法を）。
　　　　かつ／または
2．別の精神療法または別の薬剤に切り替える。

　この2つのストラテジーは別々に行っても合わせて行っても有用と考えられる。追加するか，切り替えるか，両方行うかの判断は，臨床医が個々の状況に基づいて臨床判断すべきである。

症　状	精神療法のみで反応なし[42]	薬物療法のみで反応なし[43]	精神療法と薬物療法の併用で反応なし[44]
急性および慢性PTSD	薬物療法を追加する かつ／または 別の精神療法に切り替える	精神療法を追加する かつ／または 別の薬剤に切り替える	別の薬剤に切り替える かつ／または 別の精神療法に切り替えるか，別の精神療法を追加する

[42]問6　[43]問8　[44]問10

5B：精神療法の併用ストラテジー[45]

　患者が，好ましい3種の精神療法のうちの1つに反応しない場合，他の2つのどちらかまたは両方の併用をエキスパートは推奨する。適切な心理教育は常に用いられるべきである。

現在の精神療法	併用する精神療法	考慮する精神療法
不安マネジメント	・認知療法 ・曝露療法	・心理教育
認知療法	・不安マネジメント ・曝露療法	・心理教育
曝露療法	・不安マネジメント ・認知療法	・心理教育

[45] 問26

5C：次の薬剤の選択

本調査の目的に則し，薬物療法への「反応なし」とは，症状の軽減が25％以下と定義してある。適切な初期治療に対して反応がみられない場合，エキスパートは通常別の種類の薬剤への切り替えを推奨する。幸いなことに，非常に多様な薬剤が選択可能である。

太字＝第一選択

初期治療	切り替える薬剤
SSRI[46]	・Venlafaxine ・Nefazodone ・三環系抗うつ薬 ・モノアミン酸化酵素阻害薬（MAO阻害薬） ・別のSSRI ・気分安定薬（バルプロ酸など[47]）
Nefazodone[48]	・**SSRI** ・Venlafaxine ・三環系抗うつ薬 ・MAO阻害薬 ・気分安定薬
Venlafaxine[49]	・**SSRI** ・三環系抗うつ薬 ・Nefazodone ・MAO阻害薬 ・気分安定薬
爆発的，易刺激性，攻撃的，暴力的行動に対する気分安定薬[50]	・別の気分安定薬 ・SSRI ・非定型抗精神病薬 ・Venlafaxine ・Nefazodone ・三環系抗うつ薬
双極性障害が併存するPTSD患者に対する気分安定薬[51]	・**気分安定薬の継続** ・**SSRIを併用**
爆発的，易刺激的，攻撃的，暴力的行動に対する非定型抗精神病薬[52]	・**気分安定薬** ・抗うつ薬 ・別の非定型抗精神病薬
PTSDに関連するフラッシュバック，解離症状，精神病性の症状が顕著な患者に対する非定型抗精神病薬[53]	・気分安定薬 ・抗うつ薬 ・別の非定型抗精神病薬 ・従来型抗精神病薬

[46]問45　[47]問36　[48]問46　[49]問47　[50]問48　[51]問49　[52]問50　[53]問51

GUIDELINE 6 患者に部分的反応しかみられない場合

6A：次の段階の選択

部分的反応とは，症状の25〜75％が残存しているものと定義される。反応がない場合と部分的反応とでは，エキスパートの推奨に大きな違いがある。治療に部分的に反応がみられる場合は，それまでの治療を続け，さらに別の薬剤を追加するか，別の精神療法を追加するか，その両方を行うことを推奨するエキスパートが多い。

太字イタリック＝最善の選択

症　状	精神療法のみに対する部分的反応[54]	薬物療法のみに対する部分的反応[55]	精神療法と薬物療法の併用に対する部分的反応[56]
急性PTSD	薬物療法を追加する かつ／または 別の精神療法を追加するか，別の精神療法に切り替える	精神療法を追加する	別の薬剤を追加するか，別の薬剤に切り替える かつ／または 別の精神療法を追加するか，別の精神療法に切り替える
慢性PTSD	薬物療法を追加する かつ／または 別の精神療法を追加するか，別の精神療法に切り替える	精神療法を追加する かつ／または 別の薬剤を追加する	別の薬剤を追加するか，別の薬剤に切り替える または 薬剤の用量を通常よりも高くする かつ／または 別の精神療法を追加するか，別の精神療法に切り替える
自殺傾向や攻撃的傾向が強いPTSD	***薬物療法を追加する*** かつ／または 別の精神療法を追加する	精神療法を追加する かつ／または 別の薬剤を追加する	別の薬剤を追加するか，別の薬剤に切り替える または 薬剤の用量を通常よりも高くする かつ／または 別の精神療法を追加するか，別の精神療法に切り替える

[54]問5　　[55]問7　　[56]問9

6 B：精神療法の併用ストラテジー[57]

　3つの好ましい精神療法のうち1つに部分的反応がみられるときは，反応がみられない場合と同様（Guideline 5 B参照），他の2つのどちらかまたは両方の併用をエキスパートは推奨する。適切な心理教育は常に用いられるべきである。

現在の精神療法	併用する精神療法	考慮する精神療法
不安マネジメント	・認知療法 ・曝露療法	・心理教育
認知療法	・不安マネジメント ・曝露療法	・心理教育
曝露療法	・不安マネジメント ・認知療法	・心理教育

[57] 問26

6C：補助薬の選択

単独の薬物療法で部分的反応がみられる場合，エキスパートは，別の薬剤に切り替えるよりも，別の補助薬の追加を推奨する。下表に，エキスパートが推奨する補助薬を示す。PTSD治療においてもっとも高く推奨される補助薬は気分安定薬である。切り替える場合に推奨される薬剤はGuideline 5 Cを参照。

太字＝第一選択

初期治療	追従される補助薬
SSRI[58]	・気分安定薬（バルプロ酸など[59]） ・三環系抗うつ薬
Nefazodone[60]	・気分安定薬
Venlafaxine[61]	・気分安定薬
爆発的，易刺激的，攻撃的，暴力的行動に対する気分安定薬[62]	・SSRI ・非定型抗精神病薬 ・別の気分安定薬 ・トラゾドン ・Nefazodone ・Venlafaxine ・三環系抗うつ薬
双極性障害が併存するPTSD患者に対する気分安定薬[63]	・SSRI ・Nefazodone ・Venlafaxine ・非定型抗精神病薬 ・三環系抗うつ薬 ・別の気分安定薬
爆発的，易刺激的，攻撃的，暴力的行動に対する非定型抗精神病薬[64]	・**気分安定薬** ・抗うつ薬
PTSDに関連するフラッシュバック，解離症状，精神病性の症状が顕著な患者に対する非定型抗精神病薬[65]	・気分安定薬 ・抗うつ薬 ・クロナゼパム*

*物質乱用の問題を持っている患者または物質乱用の既往のある患者にはベンゾジアゼピンの処方を慎重に行うようにエキスパートは推奨している。[66]

[58]問45　[59]問36　[60]問46　[61]問47　[62]問48　[63]問49　[64]問50　[65]問51　[66]問38

GUIDELINE 7 患者が複数の治療に反応しない場合

　複数の薬物療法，精神療法を適切に行ってもほとんどあるいはまったく反応を示さない経過をたどるPTSDは，持続的治療抵抗性と定義される。それまでの治療に反応がみられないからといって，希望を失わないことが大切である。まず，無反応の原因として考えられることを慎重に再評価する（物質乱用，併存する精神医学的症状など）。次に，薬物療法と精神療法を体系的に順序立てて併用する包括的治療計画を策定し，ある特定の患者に対してどのように治療パッケージを調整することが最適であるのかを見極める。個々の患者に適した治療法をみつけだすには，熟練した臨床技術と臨床判断，決断力，忍耐力，そして現実的な楽観主義が必要とされる。

太字イタリック＝最善の選択　**太字**＝第一選択

	推　奨
評価ストラテジー[67]	・**物質乱用を評価する** ・**併存する精神医学的症状を再評価する** ・複雑な神経学的症状またはその他の一般医学的症状を評価する ・二次的利得の評価 ・PTSD診断の再評価
薬物療法介入[68]	薬剤の併用： 　　**好ましい併用：抗うつ薬＋気分安定薬** 　　　　考慮する併用 　　抗うつ薬＋抗精神病薬 　　　　または 　　抗うつ薬＋抗精神病薬＋気分安定薬 　　　　または 　　2種の抗うつ薬 　　　　または 　　補助的にベンゾジアゼピン*またはトラゾドン
心理社会的介入[69]	複数の精神療法の併用（Guideline 5 B，6 B参照） 　　かつ／または 特別なリハビリプログラムの追加（社会スキル訓練，職業訓練など） 　　かつ／または 家族療法の追加
入院の適応[70]	**自殺のリスク** **他者を傷つけるリスク**

*物質乱用の問題を持っている患者または物質乱用の既往のある患者にはベンゾジアゼピンの処方を慎重に行うようにエキスパートは推奨している。[71]

[67]問11　[68]問11，問52　[69]問11　[70]問54　[71]問38

GUIDELINE 8　患者が緩解または良好な反応を示した場合：維持期のストラテジー

8 A：精神療法の維持期のストラテジー

　治療初期（最初の3カ月または安定するまで）のケアレベルについての推奨はGuideline 2 Cを参照。このGuideline 8 Aは，治療への良好な反応が得られた患者に対する維持期の精神療法の期間と頻度に関するエキスパートの推奨である。

良好な反応が得られたのち，精神療法を継続する期間[72]	・急性PTSD：最大さらに3カ月継続し，2〜4週ごとにブースターセッションを行う。 ・慢性PTSD：最大さらに6カ月継続し，最初は2〜4週ごとに，その後は回復度合いにより必要に応じて間隔を空け，ブースターセッションを行う。
ブースターセッション継続の適応[73]	・現在の生活上のストレッサー ・社会的サポートが乏しい ・過去に自殺のリスクが高かった ・暴力の既往がある ・一部の症状が持続している ・症状が現れているときの生活機能の低さ ・第Ⅰ軸障害の併存 ・第Ⅱ軸障害の併存

[72]問21，22　　[73]問23

8B：薬物療法の維持期のストラテジー

　治療初期（最初の3カ月または安定するまで）のケアレベルについての推奨はGuideline 2Cを参照。このGuideline 8Bは，治療への良好な反応が得られた患者に対する維持期の薬物療法の期間と頻度に関するエキスパートの推奨である。

薬剤の漸減を考慮するまでの治療の持続期間[74]	・急性PTSD：6〜12カ月 ・反応が良好な場合の慢性PTSD：12〜24カ月 ・残存症状がみられる慢性PTSD：通常最低24カ月，とくに下記の適応が存在する場合には，さらに長期間のこともある
薬物療法をさらに長期間継続する適応[75]	・現在の生活上のストレッサー ・社会的サポートが乏しい ・一部の症状が持続している ・過去に自殺のリスクが高かった ・暴力の既往がある ・第Ⅰ軸障害の併存 ・PTSD症状が長期間持続 ・症状が現れているときの生活機能の低さ ・重症のPTSD症状の病歴がある
薬物療法のための通院の頻度[76]	・3〜6カ月：毎月1回 ・6〜12カ月：1〜2カ月に1回 ・12カ月以降：3カ月に1回
推奨される薬剤の漸減法[77]	・断薬による離脱症状を回避するために：2週間から1カ月かけて漸減する。ただし，ベンゾジアゼピンでは，1カ月以上かけることをエキスパートは推奨している。 ・再発のリスクファクターのある患者の再発可能性を抑えるために：4〜12週間かけて漸減する。ただし，ベンゾジアゼピンでは，12週間以上かけることをエキスパートは推奨している。

[74]問43　[75]問44　[76]問42　[77]問57，58

PTSD治療ガイドライン
Ⅳ 治療上のその他の問題

GUIDELINE 9　薬剤の用量[78]

　下表はエキスパートによる用量の推奨を要約したものである。推奨用量についてのさらに詳しい情報は，Physicians' Desk Referenceなど標準的な薬理学テキストを参照して得られることをお勧めする。個々の患者に対する用量の決定には臨床判断が必要になる。とくに子供，高齢者，医学的状態が併存する患者，複合的な薬物療法を受けている患者については個別的な判断となる。

薬　剤	成人の初回用量 (mg/日)	急性期* 平均標的用量（mg/日）			最高標的用量 (mg/日)[†]
		成　人	小　児	高齢の成人	
SSRI					
Citalopram（Celexa）	20	20〜40		20	60
Fluoxetine（Prozac）	10〜20	20〜50	20	20	80
フルボキサミン（デプロメール，ルボックス）	50	100〜250	10〜20	100	300
パロキセチン（パキシル）	10〜20	20〜50	50	20	50
Sertraline（Zoloft）	25〜50	50〜150	20〜50	75	200
その他の抗うつ薬					
Nefazodone（Serzone）	100	300〜500		250	600
Venlafaxine（Effexor XR）	75	75〜225	200〜50	150	225
気分安定薬					
バルプロ酸製剤（デパケンなど）	500	500〜1500	750	750	2000
抗精神病薬					
ハロペリドール（セレネース）	2	2〜10		3	20
リスペリドン（リスパダール）	1	2〜6	1.5	2.5	8
オランザピン（ジプレキサ）	5	5〜15	1.5	7.5	20
クエチアピン（セロクエル）	50	100〜400	—[‡]	150	800
抗不安薬					
Buspirone（Buspar）	15	20〜60		30	60
アルプラゾラム（コンスタン，ソラナックス）[§]	1	1〜4	20〜1	1.5	4
クロナゼパム（リボトリール）[§]	1	1〜4		1.5	4

*維持期における推奨用量は一般に急性期の用量と同じ
[†]商品の説明書に基づく
[‡]クエチアピンの小児向けの用量について，エキスパートからの意見はなし
[§]物質乱用の問題を持っている患者または物質乱用の既往のある患者には，ベンゾジアゼピンの処方は慎重に行うことをエキスパートは推奨する。[79]

[78]問55　　[79]問38　　（訳注：本欄の推奨用量は米国におけるものであり，日本では日本の用量を用いるべきである。）

48

GUIDELINE 10　コンプライアンスの強化[80]

　患者の協力を十分に得ることが，治療を成功させる決定的要因になることも多い。下表に掲げるのは，治療者と患者との関係を改善し，治療過程における患者の役割を強化するためのエキスパートの推奨である。

ストラテジー	推　奨
一　般	・心理教育 ・治療介入の理論的根拠を患者と共に頻繁に振り返る ・治療法の選択にあたり，患者の希望を考慮する ・初期段階から，家族や重要な他者を関わらせる
治療プログラムに関する	・物質乱用を評価し，治療する ・容易かつ即座に治療を受けられるようにする
薬物療法を受けている患者に対して	・副作用への忍容性に基づいて薬剤を選択する ・副作用を回避するため低容量から始め，ゆっくりと増量する

[80]問24，53

GUIDELINE 11 PTSDの予防と慢性化の回避[81]

　1つの予防は，10の治療に等しい。極度のストレッサーにさらされた直後の反応に効果的に対処できるようにしてあげれば，PTSDを完全に回避するか，少なくとも症状を短期化できる可能性が高い。極度のストレッサーにさらされたあと，症状を示している人に対しては，教育，ノーマライゼーション，罪悪感の軽減，情緒的カタルシスをエキスパートは推奨する。症状が1カ月以上続くような場合は，慢性化を避けるため，特定の精神療法を追加し，薬物療法を考慮することをエキスパートは推奨する。

太字イタリック＝最善の選択

	急性ストレス障害患者のPTSDを予防する	急性PTSD患者の症状の慢性化を予防する
推　奨	・***心理教育を行う*** ・***出来事への反応をノーマライズする*** ・不合理な罪悪感を軽減する ・出来事を情緒的に想起し，語ることを促す	・***心理教育を行う*** ・不合理な罪悪感を軽減する ・出来事への反応をノーマライズする ・出来事を情緒的に想起し，語ることを促す ・認知療法 ・曝露療法 ・不安マネジメント法
考　慮	・不安マネジメント法 ・集団での危機介入 ・認知療法	・抗うつ薬による治療を開始

[81]問12

PTSD治療ガイドライン
V　プライマリケア

I　同定

PTSDの診断には，極度のストレッサーにさらされていることと，最低1カ月持続している特徴的な一連の症状があることが必要条件となる。

極度のストレッサーとは

たとえば以下のものを含む。
- 重大な事故や自然災害
- レイプまたは犯罪の被害
- 戦闘体験
- 子供に対する性的または身体的虐待，あるいは重度のネグレクト
- 人質／監禁／拷問／難民としての転地
- トラウマとなる出来事の目撃
- 愛する者の予期せぬ突然の死

症状には主に以下の3種類がある

トラウマとなる出来事の再体験　以下により示される
- 出来事についての侵入的で苦悩を伴う想起
- フラッシュバック（目覚めている間に出来事が繰り返されているかのように感じる）
- 悪夢（夢のなかで，その出来事や，その他の恐ろしいイメージが繰り返される）
- その出来事を思い出させるきっかけとなることがらに対する過剰な感情的，身体的反応

回避と情緒的麻痺　以下により示される
- トラウマに関連する活動，場所，思考，感情，会話を広範に回避する
- 興味関心の喪失
- 他者から疎隔している感覚
- 感情の範囲の縮小

覚醒亢進　以下により示される
- 睡眠困難
- 易刺激性または怒りの爆発
- 集中困難
- 過度の警戒心
- 過剰な驚愕反応

うつ，不安，物質乱用を示す患者には，トラウマとなった可能性のある出来事や，そこから生じた症状について尋ねる。これらはPTSDに併存することが多いからである。

II　早期の介入と予防

極度のストレッサーやトラウマにさらされた直後には何をすべきか

- トラウマの直後に混乱して苦しい症状が出るのは正常であるということを患者が理解できるようにする
- 急性ストレス反応とPTSDについて教育を行う（本書P107以下の「患者と家族のための手引き」を渡すとよい）
- 患者を促して，トラウマについて家族や友人と話し合わせ，トラウマに結びついた感情を経験させる
- 家族や重要な関係者に，患者に耳を傾け，患者の情緒的反応に耐えることの重要性を教える
- 回復を促進するためにはその出来事について繰り返し語ることが必要であることを，患者と家族に納得してもらえるようにする
- 情緒的サポートを与える
- 不合理な罪悪感を軽減する
- 患者同士によるサポートグループやトラウマカウンセラーを紹介する
- 不眠に対して短期的な薬物療法を考慮する

III　治療の選択

少なくとも1カ月，目立った改善がないまま症状が持続している場合

1. 心理治療を施すか，専門家を紹介する
2. 以下の場合には薬剤を処方する
   - 症状が重症かつ／または持続的
   - 日常生活の障害が深刻
   - 重症の不眠
   - 他の精神医学的問題がある（うつ，不安，自殺念慮など）
   - 現在も多くのストレスを経験している
   - すでに精神療法を受けているが，なお症状が顕著

Ⅳ 推奨される薬物療法

最初は最低8週間，選択的セロトニン再取り込み阻害薬（SSRI）による治療を行う。1〜2週ごとに反応を評価し，必要に応じて用量を増やす。

SSRIを8週間用いたのち
- 反応がみられなければ，NefazodoneまたはVenlafaxineに切り替える
- 反応が部分的ならば，バルプロ酸などの気分安定薬を追加

患者が他の重大な問題を抱えているなら，以下を考慮する
- 重症の不眠に対しては，短期間トラゾドン
- 重大な不安に対しては，ベンゾジアゼピン*を短期間，またはBuspironeをそれより長期間処方する
- 双極性障害，目立った易刺激性や怒り，攻撃的行動などが併存する場合は，気分安定薬を追加

*注：物質乱用の問題を持っている患者または物質乱用の既往のある患者には，ベンゾジアゼピンの処方を避けるか，慎重に行うべきである。

Ⅵ 推奨される薬剤の用量（成人 mg/日）

薬剤	初回	平均	最大
SSRI			
Sertraline（Zoloft）	25〜50	50〜150	200
パロキセチン（パキシル）	10〜20	20〜50	50
Fluoxetine（Prozac）	10〜20	20〜50	60
フルボキサミン	50	100〜250	300
（デプロメール，ルボックス）			60
Citalopram（Celexa）	20	20〜40	
新規の抗うつ薬			
Nefazodone（Serzone）	100	300〜500	600
Venlafaxine（Effexor XR）	75	75〜225	225
気分安定薬			
バルプロ酸製剤	500	500〜1500	2000
（デパケンなど）			
抗不安薬			
Buspirone（Buspar）	15	20〜60	60
アルプラゾラム	1	1〜4	4
（コンスタン，ソラナックス）			
クロナゼパム（リボトリール）	1	1〜4	4

Ⅴ 推奨される精神療法

- 不安マネジメント：リラクゼーション訓練，呼吸法訓練，積極的思考法（ポジティブシンキング）とセルフトーク，主張訓練，思考停止法
- 認知療法：不合理な信念，とくにトラウマに関係する非現実的な罪悪感を修正する
- 曝露療法：トラウマを思い出させる刺激によって引き起こされる不安を，刺激に段階的に曝露することにより脱感作する

Ⅶ 専門的な精神医学的ケアを紹介すべき場合

プライマリケアを施す臨床医は，自身のPTSD治療のしやすさや，患者の個々の要求や希望，他のサービスの可用性などにより，どの時点でも専門的な精神医学的ケアに患者を紹介する判断をしてよい。しかし，以下の状況においてはとくに，専門的なケアへの紹介が必要であることが多い。

- 最低1種類の体系的な薬物療法を適切な用量と期間で試みても反応がみられず，生活を損なうPTSD症状が持続している
- 自殺念慮／自殺行動がある
- 薬物療法の副作用で持続的な問題を抱えている
- 他に深刻な精神医学的問題（うつ，不安など）があり，治療をしてもそれらが改善しない
- 物質乱用を抱えている
- 生活上の他のストレッサーがある，かつ／または，社会的なサポートが少ない

エキスパート調査結果および
ガイドライン用参考資料

すべてのエキスパートに回答を求めた質問と結果

1 臨床医と患者にとって，どのような順序で治療を行うかは重要です。軽症のPTSD患者と，重症のPTSD患者（重度の焦燥，衝動性，暴力，自殺行動，または生活機能の重大な障害）の両方について，**急性PTSD**の初期治療として下記の方法をランク付けしてください。薬物療法については最適のものを想定してお答えください。

	精神療法のエキスパート						薬物療法のエキスパート					
	平均(SD)	ランク	最善の選択	第一選択	第二選択	第三選択	平均(SD)	ランク	最善の選択	第一選択	第二選択	第三選択
【小児および青年期前半】												
軽症のPTSD												
最初にPTSD向け精神療法	8.6 (0.9)	最善	73	98	2	0	8.2 (1.2)	最善	50	94	4	2
最初に精神療法と薬物療法の併用	3.7 (2.0)	第三	0	8	35	56	5.2 (2.0)	第二	6	27	50	23
最初にPTSD向け薬物療法	2.8 (1.6)	第三	0	2	29	69	4.1 (1.8)	第二	0	13	45	43
重症のPTSD												
最初にPTSD向け精神療法	7.8 (1.4)	第一	45	83	17	0	6.5 (2.4)	第二	23	62	23	15
最初に精神療法と薬物療法の併用	6.0 (2.0)	第二	13	48	41	11	7.8 (1.2)	第一	36	85	15	0
最初にPTSD向け薬物療法	4.8 (1.9)	第二	2	17	55	28	6.2 (1.7)	第二	6	47	43	11
【成人および青年期後半】												
軽症のPTSD												
最初にPTSD向け精神療法	8.8 (0.5)	最善	80	100	0	0	7.9 (1.5)	第一	44	87	9	4
最初に精神療法と薬物療法の併用	4.4 (2.1)	第二	2	12	46	42	6.0 (1.9)	第二	11	38	55	8
最初にPTSD向け薬物療法	3.4 (1.8)	第三	0	6	37	57	4.6 (1.7)	第二	2	15	57	28
重症のPTSD												
最初にPTSD向け精神療法	7.8 (1.3)	第一	42	84	16	0	6.0 (2.2)	第二	17	46	37	17
最初に精神療法と薬物療法の併用	6.7 (1.8)	第二	22	61	33	6	8.1 (1.2)	第一	48	88	12	0
最初にPTSD向け薬物療法	5.1 (1.9)	第二	0	26	54	20	6.6 (1.7)	第二	15	52	44	4
【高齢の患者】												
軽症のPTSD												
最初にPTSD向け精神療法	8.5 (1.0)	最善	69	96	4	0	7.8 (1.4)	第一	40	85	13	2
最初に精神療法と薬物療法の併用	4.9 (2.2)	第二	4	26	49	26	6.2 (1.9)	第二	8	46	44	10
最初にPTSD向け薬物療法	3.6 (2.0)	第三	0	10	33	56	5.0 (1.8)	第二	0	27	51	22
重症のPTSD												
最初にPTSD向け精神療法	7.6 (1.3)	第一	33	78	22	0	6.0 (2.3)	第二	17	52	27	21
最初に精神療法と薬物療法の併用	6.5 (1.9)	第二	22	50	43	7	7.8 (1.6)	第一	46	85	13	2
最初にPTSD向け薬物療法	5.0 (1.8)	第二	0	27	51	22	6.8 (1.7)	第二	17	60	38	2
			%	%	%	%			%	%	%	%

2. 慢性PTSDの初期治療として，下記の方法をランク付けしてください。

	精神療法のエキスパート					薬物療法のエキスパート				
	平均 (SD)	ランク	最善の選択	第一選択	第二選択	第三選択	平均 (SD)	ランク	最善の選択	第一選択	第二選択	第三選択

	平均(SD)	ランク	最善の選択	第一選択	第二選択	第三選択	平均(SD)	ランク	最善の選択	第一選択	第二選択	第三選択
【小児および青年期前半】												
軽症のPTSD												
最初にPTSD向け精神療法	8.5(0.9)	最善	70	96	4	0	7.8(1.5)	第一	43	84	14	2
最初に精神療法と薬物療法の併用	4.5(2.3)	第二	2	26	33	41	6.7(2.0)	第二	13	69	22	9
最初にPTSD向け薬物療法	3.4(1.8)	第三	0	2	42	56	5.2(1.8)	第二	2	27	53	20
重症のPTSD												
最初にPTSD向け精神療法	7.9(1.4)	第一	46	87	13	0	6.7(2.0)	第二	20	65	26	9
最初に精神療法と薬物療法の併用	6.1(2.1)	第二	18	44	44	11	8.3(1.0)	最善	51	93	7	0
最初にPTSD向け薬物療法	4.6(2.0)	第二	0	14	55	32	6.5(1.5)	第二	7	53	40	7
【成人および青年期後半】												
軽症のPTSD												
最初にPTSD向け精神療法	8.5(0.9)	最善	73	96	4	0	7.3(1.8)	第一	33	73	23	4
最初に精神療法と薬物療法の併用	5.2(2.3)	第二	4	36	40	24	7.1(1.8)	第一	21	68	28	4
最初にPTSD向け薬物療法	3.9(2.0)	第三	0	6	53	41	5.6(1.8)	第二	6	34	53	13
重症のPTSD												
最初にPTSD向け精神療法	7.9(1.5)	第一	49	84	14	2	5.9(2.3)	第二	12	50	29	21
最初に精神療法と薬物療法の併用	6.8(2.0)	第二	26	62	30	8	8.4(0.9)	最善	62	96	4	0
最初にPTSD向け薬物療法	5.1(1.9)	第二	2	20	58	22	6.7(1.4)	第二	8	59	37	4
【高齢の患者】												
軽症のPTSD												
最初にPTSD向け精神療法	8.3(1.1)	最善	64	91	9	0	7.1(1.9)	第一	26	70	22	8
最初に精神療法と薬物療法の併用	5.2(2.1)	第二	0	31	47	22	6.8(2.0)	第二	22	63	29	8
最初にPTSD向け薬物療法	4.0(2.1)	第三	0	6	53	40	5.8(2.0)	第二	8	37	49	14
重症のPTSD												
最初にPTSD向け精神療法	7.7(1.3)	第一	37	80	20	0	5.8(2.2)	第二	9	50	31	19
最初に精神療法と薬物療法の併用	6.6(2.1)	第二	26	55	36	9	8.0(1.3)	第一	47	92	6	2
最初にPTSD向け薬物療法	5.0(1.9)	第二	2	22	57	22	6.8(1.6)	第二	11	64	32	4
			%	%	%	%			%	%	%	%

✱ 最善の選択	■ 第一選択	▨ 第二選択	□ 第三選択	□ コンセンサスなし

3 下記の**併存症**により複雑化しているPTSDに対する初期治療として，各方法をランク付けしてください。PTSDが主診断であるとします。

注：精神療法のエキスパートからの回答結果と薬物療法のエキスパートからの回答結果を合算して示してある。

	95％信頼区間			平均(SD)	*最善の選択*	第一選択	第二選択	第三選択
	第三選択	第二選択	第一選択					
【PTSD＋うつ病性障害】								
最初に精神療法と薬物療法の併用			■	7.7(1.5)	*39*	81	15	3
最初にPTSD向け精神療法			▬	6.5(2.2)	*22*	56	31	12
最初にPTSD向け薬物療法			▬	5.9(2.2)	*10*	47	35	17
【PTSD＋双極性障害】								
最初に精神療法と薬物療法の併用			■	7.7(1.8)	*49*	81	13	5
最初にPTSD向け薬物療法			▬	6.4(2.4)	*27*	58	28	13
最初にPTSD向け精神療法		▬		4.8(2.6)	*8*	31	36	34
【PTSD＋その他の不安性障害（強迫性障害、社会恐怖、パニック障害、全般性不安性障害）】								
最初に精神療法と薬物療法の併用			■	7.1(2.1)	*33*	69	23	8
最初にPTSD向け精神療法			▬	6.8(2.2)	*30*	63	27	10
最初にPTSD向け薬物療法		▬		5.7(2.3)	*9*	41	38	20
【PTSD＋衝動を伴う重症のクラスターBのパーソナリティ障害（境界例など）】								
最初に精神療法と薬物療法の併用			▬	6.9(2.2)	*32*	63	27	9
最初にPTSD向け精神療法			▬	6.8(2.2)	*28*	63	24	13
最初にPTSD向け薬物療法		▬		5.4(2.3)	*5*	38	36	25
	1　2　3　　4　5　6　　7　8　9				％	％	％	％

4 物質乱用により複雑化したPTSDについて，下記の治療ストラテジーの適切性をランク付けしてください。

注：精神療法のエキスパートからの回答結果と薬物療法のエキスパートからの回答結果を合算して示してある。

	95％信頼区間			平均(SD)	*最善の選択*	第一選択	第二選択	第三選択
	第三選択	第二選択	第一選択					
【軽症の物質乱用】								
物質乱用治療とPTSD治療を同時に行う			■	7.8 (1.4)	*42*	82	17	1
PTSDを最初に治療する		▭		6.0 (2.2)	*12*	46	38	15
物質乱用を最初に治療する		▭		5.9 (2.0)	*7*	46	38	15
【重症の物質乱用】								
物質乱用を最初に治療する			■	7.5 (1.8)	*38*	79	18	3
物質乱用治療とPTSD治療を同時に行う			■	7.1 (2.0)	*38*	68	26	7
PTSDを最初に治療する		▭		4.2 (1.9)	*1*	9	54	37
	1　2　3　4　5　6　7　8　9				％	％	％	％

［✳ 最善の選択　■ 第一選択　▭ 第二選択　□ 第三選択　□ コンセンサスなし］

5 PTSD患者に，**精神療法のみによる治療を適切に行ったが部分的な反応**しか得られませんでした。次の段階のストラテジーとして下記の選択肢の適切性をランク付けしてください。あなた自身が治療にあたるか，もしくは適切な紹介ができるものとします。

	精神療法のエキスパート					薬物療法のエキスパート				
	平均(SD)	ランク	*最善の選択*	第一選択	第二選択	第三選択	平均(SD)	ランク	*最善の選択*	第一選択	第二選択	第三選択

	平均(SD)	ランク	*最善の選択*	第一選択	第二選択	第三選択	平均(SD)	ランク	*最善の選択*	第一選択	第二選択	第三選択
【急性PTSDの場合】												
別の精神療法を追加する	7.8(1.5)	第一	*35*	88	10	2	5.8(2.1)	第二	*4*	50	37	13
薬物療法を追加する	7.0(1.7)	第一	*27*	67	29	4	8.1(1.0)	第一	*42*	94	6	0
別の精神療法に切り替える	6.8(1.8)	第二	*21*	60	35	6	5.1(1.8)	第二	*2*	17	63	19
精神療法を中止し，薬物療法を開始する	3.0(2.2)	第三	*2*	8	20	73	3.6(2.1)	第三	*0*	16	29	55
【慢性PTSDの場合】												
別の精神療法を追加する	7.6(1.5)	第一	*33*	85	13	2	5.7(2.0)	第二	*4*	46	38	15
薬物療法を追加する	7.4(1.7)	第一	*33*	75	21	4	8.4(0.9)	最善	*56*	98	2	0
別の精神療法に切り替える	7.0(1.5)	第一	*19*	62	37	2	5.2(1.7)	第二	*2*	15	65	19
精神療法を中止し，薬物療法を開始する	2.9(2.1)	第三	*2*	8	23	69	3.9(2.2)	第三	*0*	18	31	51
【自殺傾向や攻撃的傾向が強いPTSDの場合】												
薬物療法を追加する	7.8(1.9)	最善	*55*	82	12	6	8.5(0.8)	最善	*69*	98	2	0
別の精神療法を追加する	7.7(1.7)	第一	*37*	84	12	4	5.5(2.5)	第二	*14*	43	33	24
別の精神療法に切り替える	6.7(2.0)	第二	*24*	59	29	12	4.8(2.3)	第二	*6*	22	49	29
精神療法を中止し，薬物療法を開始する	2.7(2.3)	第三	*4*	8	16	76	3.4(2.3)	第三	*2*	14	20	67
			%	%	%	%			%	%	%	%

6 PTSD患者に，**精神療法のみ**による治療を適切に行ったが**反応がみられません**でした。次の段階のストラテジーとして下記の選択肢の適切性をランク付けしてください。あなた自身が治療にあたるか，もしくは適切な紹介ができるものとします。

	精神療法のエキスパート						薬物療法のエキスパート					
	平均(SD)	ランク	最善の選択	第一選択	第二選択	第三選択	平均(SD)	ランク	最善の選択	第一選択	第二選択	第三選択
【急性PTSDの場合】												
別の精神療法に切り替える	7.8 (1.5)	第一	*40*	85	13	2	5.9 (1.9)	第二	*6*	46	40	13
薬物療法を追加する	7.4 (1.6)	第一	*29*	79	19	2	8.1 (1.2)	第一	*45*	94	4	2
別の精神療法を追加する	6.8 (2.0)	第二	*25*	65	25	10	5.2 (2.4)	第二	*4*	33	42	25
精神療法を中止し，薬物療法を開始する	4.2 (2.6)	第三	*8*	19	40	40	5.1 (2.3)	第二	*4*	35	38	27
【慢性PTSDの場合】												
別の精神療法に切り替える	7.7 (1.7)	第一	*39*	78	20	2	5.6 (2.1)	第二	*8*	35	46	19
薬物療法を追加する	7.7 (1.4)	第一	*35*	85	12	4	8.2 (1.1)	最善	*53*	94	4	2
別の精神療法を追加する	6.7 (2.0)	第二	*24*	62	26	12	4.9 (2.3)	第二	*4*	29	42	29
精神療法を中止し，薬物療法を開始する	4.0 (2.6)	第三	*6*	19	38	42	5.2 (2.5)	第二	*6*	38	29	33
【自殺傾向や攻撃的傾向が強いPTSDの場合】												
薬物療法を追加する	7.9 (1.8)	最善	*57*	90	6	4	8.5 (1.1)	最善	*70*	94	4	2
別の精神療法に切り替える	7.6 (1.9)	第一	*44*	82	12	6	5.4 (2.3)	第二	*4*	40	37	23
別の精神療法を追加する	6.7 (2.3)	第二	*29*	61	22	16	4.9 (2.6)	第二	*10*	31	40	29
精神療法を中止し，薬物療法を開始する	3.9 (2.9)	第三	*10*	22	29	49	4.7 (2.7)	第二	*6*	33	27	40
			%	%	%	%			%	%	%	%

7 PTSD患者に，**薬物療法のみによる治療を**（期間や用量などについて）適切に行ったが**部分的な反応**しか得られませんでした。次の段階のストラテジーとして下記の選択肢の適切性をランク付けしてください。あなた自身が治療にあたるか，もしくは適切な紹介ができるものとします。

	精神療法のエキスパート					薬物療法のエキスパート					
	平均(SD)	ランク	最善の選択	第一選択	第二選択	第三選択	平均(SD)	ランク	最善の選択	第一選択	第二選択	第三選択
【急性PTSDの場合】												
精神療法を追加する	8.3(1.3)	最善	64	96	2	2	8.1(1.0)	第一	45	96	4	0
別の薬剤に切り替え，精神療法も開始する	5.7(2.5)	第二	11	47	34	19	5.6(2.2)	第二	4	35	47	18
別の薬剤に切り替える	5.3(1.9)	第二	0	32	47	21	5.9(1.8)	第二	6	42	48	10
薬剤を通常よりも高用量にする	4.9(2.4)	第二	9	29	38	33	5.9(2.2)	第二	12	50	35	15
別の薬剤を追加する	4.9(2.1)	第二	2	26	43	30	6.5(1.8)	第二	10	58	37	6
薬物療法を中止し，精神療法を開始する	4.7(2.7)	第二	14	26	38	36	2.9(1.9)	第三	0	10	19	71
【慢性PTSDの場合】												
精神療法を追加する	8.2(1.7)	最善	65	94	2	4	7.9(1.3)	第一	41	88	12	0
別の薬剤に切り替え，精神療法も開始する	5.9(2.6)	第二	15	50	29	21	5.8(2.3)	第二	4	47	31	22
別の薬剤に切り替える	5.6(1.8)	第二	0	36	47	17	6.3(1.8)	第二	8	54	38	8
別の薬剤を追加する	5.3(2.0)	第二	4	30	48	22	7.2(1.6)	第一	17	71	27	2
薬剤を通常よりも高用量にする	5.2(2.3)	第二	9	33	40	27	6.6(2.0)	第二	17	65	25	10
薬物療法を中止し，精神療法を開始する	4.5(2.5)	第二	8	22	36	42	2.6(1.7)	第三	0	4	19	77
【自殺傾向や攻撃的傾向が強いPTSDの場合】												
精神療法を追加する	8.1(1.7)	最善	63	92	4	4	7.8(1.5)	第一	44	84	14	2
別の薬剤に切り替え，精神療法も開始する	6.0(2.7)	第二	19	58	21	21	5.8(2.3)	第二	10	39	43	18
別の薬剤に切り替える	5.9(1.8)	第二	2	47	40	13	6.2(1.9)	第二	10	51	37	12
薬剤を通常よりも高用量にする	5.6(2.6)	第二	13	47	27	27	6.7(2.0)	第二	24	61	31	8
別の薬剤を追加する	5.3(2.1)	第二	4	39	39	22	7.4(1.3)	第一	18	78	22	0
薬物療法を中止し，精神療法を開始する	3.8(2.5)	第三	6	20	20	60	2.2(1.8)	第三	0	6	10	85
			%	%	%	%			%	%	%	%

8 PTSD患者に，**薬物療法のみによる治療を**（期間や用量などについて）適切に行ったが**反応がみられません**でした．次の段階のストラテジーとして下記の選択肢の適切性をランク付けしてください．あなた自身が治療にあたるか，もしくは適切な紹介ができるものとします．

	精神療法のエキスパート					薬物療法のエキスパート				
	平均(SD)	ランク	*最善の選択*	第一選択	第二選択	第三選択	平均(SD)	ランク	*最善の選択*	第一選択	第二選択	第三選択
【急性PTSDの場合】												
精神療法を追加する	8.0 (1.6)	最善	*61*	84	12	4	6.7 (2.4)	第二	*27*	63	21	15
別の薬剤に切り替え，精神療法も開始する	6.6 (2.4)	第二	*22*	67	20	12	7.2 (1.8)	第一	*21*	77	17	6
別の薬剤に切り替える	6.1 (2.2)	第二	*13*	54	31	15	7.5 (1.7)	第一	*31*	79	17	4
薬物療法を中止し，精神療法を開始する	6.0 (2.7)	第二	*24*	51	27	22	3.9 (2.4)	第三	*2*	19	27	54
別の薬剤を追加する	4.2 (2.4)	第二	*2*	20	41	39	5.5 (2.4)	第二	*13*	38	33	29
薬剤を通常よりも高用量にする	3.8 (2.4)	第三	*2*	16	36	49	4.2 (2.5)	第二	*8*	21	37	42
【慢性PTSDの場合】												
精神療法を追加する	7.8 (1.7)	最善	*57*	82	14	4	6.6 (2.4)	第二	*29*	60	25	15
別の薬剤に切り替え，精神療法も開始する	6.6 (2.4)	第二	*24*	60	28	12	7.3 (1.9)	第一	*29*	76	18	6
別の薬剤に切り替える	6.3 (1.9)	第二	*13*	54	35	11	7.6 (1.6)	第一	*29*	85	12	4
薬物療法を中止し，精神療法を開始する	5.9 (2.6)	第二	*20*	49	27	24	3.7 (2.2)	第三	*2*	13	33	54
別の薬剤を追加する	4.5 (2.4)	第二	*4*	22	42	36	5.9 (2.5)	第二	*13*	48	29	23
薬剤を通常よりも高用量にする	3.9 (2.5)	第三	*5*	18	32	50	4.8 (2.5)	第二	*10*	31	37	33
【自殺傾向や攻撃的傾向が強いPTSDの場合】												
精神療法を追加する	7.9 (1.7)	最善	*56*	85	12	4	6.7 (2.4)	第二	*27*	62	27	12
別の薬剤に切り替え，精神療法も開始する	6.8 (2.4)	第二	*26*	70	18	12	7.4 (2.0)	第一	*38*	75	19	6
別の薬剤に切り替える	6.4 (2.2)	第二	*19*	57	28	15	7.4 (1.7)	第一	*31*	75	21	4
薬物療法を中止し，精神療法を開始する	5.3 (2.7)	第二	*16*	37	35	29	3.0 (2.4)	第三	*4*	12	23	65
別の薬剤を追加する	4.5 (2.4)	第二	*4*	22	40	38	6.3 (2.5)	第二	*21*	58	23	19
薬剤を通常よりも高用量にする	3.9 (2.6)	第三	*4*	22	24	53	4.7 (2.4)	第二	*8*	29	40	31
			%	%	%	%			%	%	%	%

9 PTSD患者に，もっとも効果的と考えられた精神療法と，適正な用量による適切な薬物療法の併用による治療を適切に行ったが**部分的な反応**しか得られませんでした。次の段階のストラテジーとして下記の選択肢の適切性をランク付けしてください。あなた自身が治療にあたるか，もしくは適切な紹介ができるものとします。

	精神療法のエキスパート					薬物療法のエキスパート					
	平均(SD)	ランク	最善の選択	第一選択	第二選択	第三選択	平均(SD)	ランク	最善の選択	第一選択	第二選択	第三選択
【急性PTDSDの場合】												
別の精神療法を追加する	7.1(2.1)	第一	29	77	15	8	5.8(2.0)	第二	4	48	41	11
別の精神療法に切り替える	6.9(1.5)	第二	19	65	33	2	5.7(1.7)	第二	4	37	57	6
別の薬剤に切り替える	6.4(1.7)	第二	8	56	35	8	6.8(1.5)	第二	17	61	37	2
薬剤を通常よりも高用量にする	5.4(2.3)	第二	4	40	36	24	6.3(2.1)	第二	15	52	37	11
別の薬剤を追加する	5.3(2.0)	第二	2	30	48	22	6.9(1.7)	第二	19	63	33	4
薬物療法を中止し，精神療法を継続する	4.0(2.3)	第三	6	14	37	49	2.7(1.6)	第三	0	2	26	72
精神療法を中止し，薬物療法を継続する	2.8(1.8)	第三	2	2	31	67	3.2(1.7)	第三	0	6	30	65
【慢性PTSDの場合】												
別の精神療法を追加する	7.1(2.0)	第一	29	75	17	8	5.6(2.0)	第二	4	43	44	13
別の精神療法に切り替える	6.8(1.5)	第二	15	62	38	0	5.8(1.7)	第二	4	33	57	9
別の薬剤に切り替える	6.4(1.8)	第二	9	60	30	11	6.8(1.4)	第二	13	57	41	2
別の薬剤を追加する	5.4(2.0)	第二	7	27	56	18	7.3(1.5)	第一	20	78	19	4
薬剤を通常よりも高用量にする	5.4(2.5)	第二	9	38	40	22	6.8(1.8)	第一	17	69	24	7
薬物療法を中止し，精神療法を継続する	3.5(2.0)	第三	2	4	43	53	2.5(1.6)	第三	0	2	23	75
精神療法を中止し，薬物療法を継続する	2.7(1.8)	第三	2	2	27	71	3.2(1.7)	第三	0	6	30	65
【自殺傾向や攻撃的傾向が強いPTSDの場合】												
別の精神療法を追加する	7.1(2.1)	第一	33	71	21	8	5.6(2.2)	第二	4	43	39	19
別の精神療法に切り替える	6.8(1.6)	第二	20	55	43	2	5.7(1.9)	第二	6	37	46	17
別の薬剤に切り替える	6.8(1.6)	第二	10	73	21	6	7.0(1.5)	第一	19	64	32	4
別の薬剤を追加する	5.9(2.0)	第二	9	41	46	13	7.8(1.1)	第一	28	91	9	0
薬剤を通常よりも高用量にする	5.8(2.5)	第二	11	51	31	18	6.9(1.9)	第二	17	70	20	9
薬物療法を中止し，精神療法を継続する	3.1(1.9)	第三	2	6	25	69	2.1(1.4)	第三	0	2	13	85
精神療法を中止し，薬物療法を継続する	2.6(1.8)	第三	2	2	24	75	2.7(1.8)	第三	0	6	22	72
			%	%	%				%	%	%	%

10 PTSD患者に，もっとも効果的と考えられた精神療法と，適正な用量による適切な薬物療法の併用による治療を適切に行ったが反応がみられませんでした。次の段階のストラテジーとして下記の選択肢の適切性をランク付けしてください。あなた自身が治療にあたるか，もしくは適切な紹介ができるものとします。

	精神療法のエキスパート						薬物療法のエキスパート					
	平均(SD)	ランク	最善の選択	第一選択	第二選択	第三選択	平均(SD)	ランク	最善の選択	第一選択	第二選択	第三選択
【急性PTDSの場合】												
別の精神療法に切り替える	7.3(1.8)	第一	*33*	75	21	4	6.2(2.0)	第二	*11*	55	32	13
別の薬剤に切り替える	6.8(2.1)	第二	*24*	69	22	8	7.7(1.2)	第一	*33*	85	15	0
別の精神療法を追加する	6.7(2.1)	第二	*21*	62	31	8	5.3(2.3)	第二	*6*	36	40	25
別の薬剤を追加する	5.1(2.5)	第二	*9*	28	41	30	6.0(2.2)	第二	*13*	48	37	15
薬剤を通常よりも高用量にする	4.3(2.5)	第二	*4*	24	31	44	5.1(2.4)	第二	*10*	27	42	31
薬物療法を中止し，精神療法を継続する	4.0(2.4)	第三	*2*	16	37	47	2.8(1.8)	第三	*0*	4	23	74
精神療法を中止し，薬物療法を継続する	2.7(1.7)	第三	*2*	2	25	73	2.7(1.6)	第三	*0*	2	21	77
【慢性PTSDの場合】												
別の精神療法に切り替える	7.2(1.9)	第一	*31*	71	24	6	6.1(2.1)	第二	*8*	53	34	13
別の薬剤に切り替える	7.0(1.8)	第一	*22*	71	27	2	7.8(1.1)	第一	*30*	89	11	0
別の精神療法を追加する	6.6(2.2)	第二	*24*	63	25	12	5.4(2.3)	第二	*6*	40	38	23
別の薬剤を追加する	5.4(2.3)	第二	*11*	28	48	24	6.4(2.1)	第二	*15*	57	30	13
薬剤を通常よりも高用量にする	4.6(2.5)	第二	*7*	27	38	36	5.7(2.3)	第二	*9*	38	42	21
薬物療法を中止し，精神療法を継続する	3.7(2.1)	第三	*2*	6	44	50	2.7(1.7)	第三	*0*	2	21	77
精神療法を中止し，薬物療法を継続する	2.7(1.8)	第三	*2*	2	26	72	2.8(1.7)	第三	*0*	2	25	74
【自殺傾向や攻撃的傾向が強いPTSDの場合】												
別の薬剤に切り替える	7.3(1.6)	第一	*24*	80	16	4	8.0(1.1)	第一	*38*	89	11	0
別の精神療法に切り替える	7.2(1.8)	第一	*29*	76	18	6	5.9(2.0)	第二	*4*	49	34	17
別の精神療法を追加する	6.7(2.1)	第二	*22*	65	25	10	5.5(2.4)	第二	*9*	40	34	26
別の薬剤を追加する	5.8(2.3)	第二	*17*	35	48	17	6.8(2.0)	第二	*19*	65	25	10
薬剤を通常よりも高用量にする	4.8(2.6)	第二	*9*	33	29	38	5.7(2.6)	第二	*13*	44	29	27
薬物療法を中止し，精神療法を継続する	3.3(2.0)	第三	*2*	4	35	60	2.1(1.5)	第三	*0*	2	8	91
精神療法を中止し，薬物療法を継続する	2.7(1.9)	第三	*2*	2	27	71	2.6(1.8)	第三	*0*	4	13	83
			%	%	%	%			%	%	%	%

✱ 最善の選択　　■ 第一選択　　▨ 第二選択　　□ 第三選択　　□ コンセンサスなし

11 持続的な治療抵抗性を示す慢性PTSD患者に対する下記の介入の適切性をランク付けしてください。患者は通常の精神療法と薬物療法のどちらかまたは併用による多くの治療を適切に受けてきているものと仮定します。

注：精神療法のエキスパートからの回答結果と薬物療法のエキスパートからの回答結果を合算して示してある。

	95％信頼区間			平均(SD)	最善の選択	第一選択	第二選択	第三選択
	第三選択	第二選択	第一選択					
物質乱用の評価			＊	8.1 (1.4)	53	89	8	3
精神医学的併存症の再評価			＊	8.1 (1.3)	50	92	6	2
神経学的状態やその他の一般医学的状態の評価			■	7.7 (1.5)	39	85	13	2
二次的利得の評価			■	7.4 (1.6)	30	78	18	4
PTSD診断の再評価			■	7.3 (1.9)	37	73	20	7
特殊なリハビリプログラムを考慮（社会スキル訓練，職業リハビリなど）			■	6.8 (1.4)	10	66	32	2
複数の精神療法の併用		■		6.0 (1.9)	11	41	48	11
家族療法		■		6.0 (1.6)	5	39	53	8
複数の薬物療法の併用		■		6.0 (1.9)	6	47	42	12
複数の薬物療法＋複数の精神療法		■		5.3 (2.4)	10	31	44	25
入院		■		4.8 (1.9)	4	20	48	32
電気けいれん療法	□			3.3 (1.8)	1	8	30	62
	1 2 3 4 5 6 7 8 9				％	％	％	％

12 トラウマ後最初の1カ月および1〜3カ月の各期間の介入ストラテジーとして，下記の選択肢の適切性をランク付けしてください。

注：精神療法のエキスパートからの回答結果と薬物療法のエキスパートからの回答結果を合算して示してある。

	95％信頼区間			平均(SD)	最善の選択	第一選択	第二選択	第三選択
	第三選択	第二選択	第一選択					
【トラウマ後最初の1カ月（急性ストレス障害患者のPTSDを予防する）】								
心理教育を行う			✱	8.1 (1.5)	59	90	8	2
その出来事への反応をノーマライズする			✱	8.0 (1.4)	50	86	13	1
不合理な罪悪感を軽減する			■	7.7 (1.4)	39	81	18	1
その出来事を情緒的に想起し，語ることを促す			■	7.0 (1.9)	31	66	30	4
不安マネジメント法（ストレス免疫訓練）		▨		6.7 (1.8)	21	62	32	6
集団での危機介入を行う（出来事のデブリーフィング）		▨		6.3 (2.2)	22	50	36	15
認知療法		▨		6.1 (1.8)	11	45	48	7
短期的に睡眠薬を処方		▨		5.8 (2.2)	12	41	44	16
曝露療法		▨		5.4 (2.2)	12	29	51	19
ベンゾジアゼピンによる短期的治療を開始		▨		4.3 (2.3)	3	21	42	37
短期間の力動的精神療法		▨		4.2 (2.3)	3	20	36	45
抗うつ薬による治療を開始		▨		4.1 (2.2)	3	15	43	43
EMDR		☐		3.8 (2.4)	5	18	26	56
催眠療法	☐			3.1 (1.8)	2	3	33	64
抗精神病薬による短期的治療を開始	☐			2.4 (1.6)	1	2	20	78
	1 2 3 4 5 6 7 8 9				%	%	%	%

凡例：✱ 最善の選択　■ 第一選択　▨ 第二選択　☐ 第三選択　☐ コンセンサスなし

12（続き）

	95％信頼区間			平均(SD)	最善の選択	第一選択	第二選択	第三選択
	第三選択	第二選択	第一選択					
【トラウマ後1〜3カ月（急性PTSD患者の慢性症状を予防する）】								
心理教育を行う			＊	7.9 (1.5)	53	79	20	1
不合理な罪悪感を軽減する				7.9 (1.2)	35	88	11	1
その出来事への反応をノーマライズする				7.5 (1.6)	40	72	25	3
その出来事を情緒的に想起し，語ることを促す				7.4 (1.7)	31	81	13	6
認知療法				7.0 (1.8)	23	71	25	4
曝露療法				6.9 (2.0)	23	70	24	6
不安マネジメント法（ストレス免疫訓練）				6.9 (1.6)	18	66	29	5
抗うつ薬による治療を開始				6.1 (2.2)	16	49	37	14
短期的に睡眠薬を処方				5.4 (2.0)	6	27	54	19
集団での危機介入を行う（出来事のデブリーフィング）				5.0 (2.2)	5	29	39	32
短期間の力動的精神療法				5.0 (2.3)	5	31	37	32
EMDR				4.4 (2.6)	10	26	31	44
ベンゾジアゼピンによる短期的治療を開始				4.2 (2.1)	1	12	50	39
催眠療法				3.5 (2.0)	2	7	35	57
抗精神病薬による短期的治療を開始				3.0 (1.8)	1	3	32	65

精神療法エキスパートにのみ回答を求めた質問と結果

13 PTSDの下記の各症状がもっとも重要な治療目標である場合に、精神療法の適切性をランク付けしてください。各精神療法は単独で行うものとします。

	平均(SD)	最善の選択	第一選択	第二選択	第三選択
【不安マネジメント法】					
全般的不安（過覚醒，過度の警戒心，驚愕）	7.8 (1.4)	42	85	13	2
睡眠障害	7.4 (1.4)	29	76	22	2
トラウマに関連する恐怖，パニック，回避	7.2 (1.8)	31	71	24	6
易刺激性／怒りの爆発	7.1 (1.8)	24	73	20	6
集中困難	7.0 (1.5)	18	67	31	2
フラッシュバック	6.4 (1.9)	14	57	35	8
侵入的思考	6.3 (1.8)	10	55	35	10
解離症状	6.0 (1.8)	10	35	55	8
麻痺／他者からの疎隔感／興味の喪失	5.3 (2.0)	6	25	53	22
罪悪感／恥辱感	5.0 (2.1)	4	27	43	27
【認知療法】					
罪悪感／恥辱感	8.4 (1.1)	65	92	8	0
易刺激性／怒りの爆発	7.5 (1.3)	27	82	18	0
トラウマに関連する恐怖，パニック，回避	7.5 (1.1)	23	81	19	0
麻痺／他者からの疎隔感／興味の喪失	7.0 (1.6)	21	65	33	2
侵入的思考	6.9 (1.6)	20	71	25	4
全般的不安（過覚醒，過度の警戒心，驚愕）	6.7 (1.6)	13	65	29	6
解離症状	6.5 (1.8)	16	52	42	6
フラッシュバック	6.4 (1.9)	18	57	31	12
集中困難	6.2 (1.6)	8	41	51	8
睡眠障害	6.0 (1.7)	6	43	47	10

凡例：＊ 最善の選択　■ 第一選択　▨ 第二選択　□ 第三選択　□ コンセンサスなし

13 （続き）

	95％信頼区間			平均 (SD)	最善の選択	第一選択	第二選択	第三選択
	第三選択	第二選択	第一選択					
【曝露療法】								
トラウマに関連する恐怖，パニック，回避			∗	7.9 (1.7)	*57*	84	12	4
フラッシュバック			∗	7.9 (1.7)	*53*	82	12	6
侵入的思考			∗	7.9 (1.6)	*53*	80	18	2
全般的不安（過覚醒，過度の警戒心，驚愕）				7.0 (1.9)	*29*	67	25	8
睡眠障害				6.2 (2.2)	*22*	46	38	16
麻痺／他者からの疎隔感／興味の喪失				6.0 (2.1)	*8*	45	35	20
易刺激性／怒りの爆発				6.0 (2.2)	*20*	40	50	10
集中困難				5.9 (2.2)	*18*	42	44	14
解離症状				5.6 (2.3)	*12*	38	42	20
罪悪感／恥辱感				5.5 (2.4)	*16*	38	38	24
【子供のための遊戯療法】								
全般的不安（過覚醒，過度の警戒心，驚愕）				6.2 (2.4)	*19*	58	25	17
トラウマに関連する恐怖，パニック，回避				6.2 (2.5)	*22*	59	24	16
罪悪感／恥辱感				6.0 (2.5)	*19*	57	27	16
侵入的思考				6.0 (2.5)	*16*	54	30	16
易刺激性／怒りの爆発				5.9 (2.5)	*14*	51	35	14
フラッシュバック				5.9 (2.5)	*14*	54	30	16
麻痺／他者からの疎隔感／興味の喪失				5.6 (2.4)	*11*	43	38	19
睡眠障害				5.4 (2.3)	*8*	39	44	17
解離症状				5.4 (2.6)	*8*	41	32	27
集中困難				5.2 (2.4)	*8*	35	43	22
	1　2　3　4　5　6　7　8　9				％	％	％	％

13 （続き）

	95％信頼区間			平均(SD)	最善の選択	第一選択	第二選択	第三選択
	第三選択	第二選択	第一選択					
【心理教育】								
トラウマに関連する恐怖，パニック，回避				6.4 (2.3)	26	52	38	10
全般的不安（過覚醒，過度の警戒心，驚愕）				6.4 (2.2)	24	52	38	10
易刺激性／怒りの爆発				6.2 (2.2)	22	51	35	14
侵入的思考				6.2 (2.3)	24	51	33	16
フラッシュバック				6.2 (2.4)	25	51	29	20
罪悪感／恥辱感				6.2 (2.3)	20	51	31	18
集中困難				6.1 (2.3)	20	49	33	18
麻痺／他者からの疎隔感／興味の喪失				6.1 (2.3)	22	47	37	16
解離症状				6.1 (2.3)	22	43	41	16
睡眠障害				6.0 (2.5)	20	49	31	20
	1　2　3　4　5　6　7　8　9				％	％	％	％

以下の3種の技法の平均点は5.5以下だった。

	EMDR 平均 (SD)	催眠療法 平均 (SD)	力動的精神療法 平均 (SD)
侵入的思考	4.8 (2.8)	3.7 (2.3)	4.2 (2.3)
フラッシュバック	4.7 (2.7)	3.7 (2.4)	3.9 (2.2)
トラウマに関連する恐怖，パニック，回避	4.5 (2.7)	3.8 (2.2)	4.2 (2.3)
全般的不安（過覚醒，過度の警戒心，驚愕）	4.3 (2.6)	3.9 (2.3)	4.1 (2.2)
麻痺／他者からの疎隔感／興味の喪失	3.8 (2.3)	3.5 (2.1)	4.8 (2.6)
解離症状	3.7 (2.4)	4.1 (2.5)	4.5 (2.6)
睡眠障害	3.7 (2.6)	3.9 (2.2)	3.9 (2.3)
易刺激性／怒りの爆発	3.7 (2.7)	3.4 (2.0)	4.5 (2.5)
集中困難	3.8 (2.4)	3.5 (2.0)	4.0 (2.4)
罪悪感／恥辱感	4.0 (2.7)	3.6 (2.2)	5.4 (2.8)

✱ 最善の選択　■ 第一選択　▨ 第二選択　□ 第三選択　□ コンセンサスなし

14 PTSD治療に際して，精神医学的な障害の併存は精神療法の選択にどのように影響しますか？ 患者のPTSDに下記の各状態が伴う場合，それぞれの精神療法の適切性をランク付けしてください。主診断はPTSDで，各精神療法は単独で行うものとします。

	95％信頼区間			平均(SD)	最善の選択	第一選択	第二選択	第三選択
	第三選択	第二選択	第一選択					
【不安マネジメント法】								
他の不安障害				7.9 (1.4)	*41*	90	8	2
物質乱用または物質依存				7.1 (1.9)	*32*	76	16	8
重症のクラスターBのパーソナリティ障害				6.9 (2.0)	*29*	65	27	8
双極性障害				6.6 (1.7)	*15*	63	33	4
うつ病性障害				6.5 (1.8)	*16*	60	34	6
【認知療法】								
うつ病性障害			＊	8.3 (1.1)	*58*	96	2	2
他の不安障害				7.8 (1.4)	*37*	90	8	2
双極性障害				7.2 (1.7)	*24*	76	18	6
重症のクラスターBのパーソナリティ障害				7.1 (2.1)	*41*	69	22	8
物質乱用または物質依存				7.0 (2.1)	*31*	73	20	8
【曝露療法】								
他の不安障害				7.2 (2.0)	*36*	76	14	10
うつ病性障害				6.8 (2.1)	*20*	65	18	16
双極性障害				5.8 (2.3)	*13*	48	31	21
物質乱用または物質依存				5.7 (2.4)	*16*	44	32	24
重症のクラスターBのパーソナリティ障害				5.4 (2.5)	*17*	38	31	31
【子供のための遊戯療法】								
うつ病性障害				6.0 (2.8)	*18*	61	18	21
他の不安障害				5.6 (3.0)	*20*	51	20	29
双極性障害				5.1 (2.9)	*10*	43	23	33
重症のクラスターBのパーソナリティ障害				5.1 (2.9)	*7*	45	24	31
物質乱用または物質依存				4.5 (2.7)	*9*	28	34	38
【心理教育】								
他の不安障害				6.9 (2.1)	*33*	61	33	6
物質乱用または物質依存				6.8 (2.3)	*38*	62	26	12
うつ病性障害				6.8 (2.1)	*29*	59	35	6
双極性障害				6.7 (2.3)	*30*	60	32	9
重症のクラスターBのパーソナリティ障害				6.5 (2.4)	*29*	63	23	15
	1 2 3 4 5 6 7 8 9					％	％	％

14 （続き）

以下の3種の技法の平均点は5.0以下だった。

	EMDR 平均（SD）	催眠療法 平均（SD）	力動的精神療法 平均（SD）
うつ病性障害	3.8 （2.6）	3.2 （1.8）	4.8 （2.7）
双極性障害	3.6 （2.4）	2.8 （1.6）	3.8 （2.4）
他の不安障害	4.0 （2.6）	3.5 （2.1）	4.3 （2.5）
物質乱用または物質依存	3.6 （2.6）	2.9 （1.8）	3.9 （2.6）
重症のクラスターBのパーソナリティ障害	3.3 （2.5）	2.9 （2.0）	4.8 （2.8）

※ 最善の選択　■第一選択　■第二選択　□第三選択　□コンセンサスなし

15 PTSD患者に対する下記の精神療法について，それぞれの全般的効果，安全性，受容性をランク付けしてください．効果，安全性，受容性がもっとも高いと考える治療法をもっとも高いランクに評価してください．

	95％信頼区間			平均(SD)	最善の選択	第一選択	第二選択	第三選択
	第三選択	第二選択	第一選択					
【効果（PTSD症状を75％以上軽減し，全般的機能を改善する可能性が高い）】								
想像曝露				7.9 (1.2)	36	90	8	2
認知療法				7.3 (1.4)	21	73	25	2
現実曝露				7.2 (1.9)	29	73	18	8
不安マネジメント法				6.6 (1.2)	6	55	43	2
心理教育				5.6 (2.1)	12	37	47	16
子供のための遊戯療法				5.3 (2.1)	6	37	37	26
EMDR				4.9 (2.5)	9	32	34	34
精神力動的精神療法				4.4 (2.4)	6	24	37	39
催眠療法				3.7 (1.7)	2	4	47	49
【安全性（症状，焦燥，自殺傾向を悪化させる可能性が低い）】								
不安マネジメント法				8.3 (0.9)	49	96	4	0
心理教育				8.2 (0.9)	51	94	6	0
認知療法				8.1 (1.1)	48	92	8	0
子供のための遊戯療法				7.0 (1.6)	14	74	23	3
想像曝露				6.3 (1.5)	6	50	46	4
EMDR				6.3 (1.9)	11	57	32	11
精神力動的精神療法				6.2 (2.2)	14	51	35	14
現実曝露				6.0 (2.0)	6	50	31	19
催眠療法				4.3 (1.9)	0	11	55	34
【受容性（治療への積極的な取り組み，反応性，継続性を促進する可能性が高い）】								
心理教育				7.8 (1.6)	49	78	22	0
認知療法				7.7 (1.3)	27	84	14	2
不安マネジメント法				7.5 (1.4)	29	76	22	2
子供のための遊戯療法				7.0 (1.9)	24	68	27	5
想像曝露				5.9 (1.8)	6	45	43	12
精神力動的精神療法				5.9 (2.3)	16	45	37	18
EMDR				5.8 (2.1)	9	45	36	19
現実曝露				5.4 (2.1)	8	33	45	22
催眠療法				4.4 (1.6)	0	9	64	27
	1　2　3　4　5　6　7　8　9				％	％	％	％

16 PTSD治療のための精神療法の選択にあたり，患者の年齢はどのように影響しますか？ 各年齢層のPTSD患者に対し，精神療法の総体的適切性をランク付けしてください。

	95％信頼区間			平均(SD)	最善の選択	第一選択	第二選択	第三選択
	第三選択	第二選択	第一選択					
【小児および青年期前半】								
遊戯療法				7.1 (2.1)	32	71	22	7
心理教育				7.0 (2.1)	37	65	28	7
不安マネジメント法				6.9 (1.6)	15	64	32	4
認知療法				6.2 (1.9)	15	48	43	9
想像曝露				5.8 (2.2)	13	44	29	27
現実曝露				5.7 (2.5)	20	48	25	27
精神力動的精神療法				3.8 (2.6)	9	19	28	53
EMDR				3.6 (2.7)	5	20	25	55
催眠療法				3.2 (1.9)	3	5	30	65
【成人および青年期後半】								
認知療法				7.9 (1.6)	48	88	10	2
想像曝露				7.8 (1.9)	49	88	4	8
不安マネジメント法				7.5 (1.6)	32	82	14	4
心理教育				7.4 (2.1)	46	70	24	6
現実曝露				7.1 (2.3)	43	72	15	13
EMDR				5.0 (2.9)	13	40	22	38
精神力動的精神療法				4.9 (2.6)	11	30	32	38
催眠療法				3.8 (2.2)	5	9	39	52
【高齢の患者】								
認知療法				7.9 (1.5)	42	89	9	2
不安マネジメント法				7.6 (1.7)	36	82	13	4
心理教育				7.5 (2.1)	47	72	21	6
想像曝露				6.9 (2.2)	30	73	16	11
現実曝露				6.4 (2.6)	31	55	29	17
精神力動的精神療法				4.8 (2.5)	9	26	35	40
EMDR				4.7 (2.8)	8	33	28	40
催眠療法				3.7 (2.1)	0	8	41	51

※ 最善の選択　■ 第一選択　■ 第二選択　□ 第三選択　□ コンセンサスなし

17 もっとも迅速に効果をあらわす精神療法はどれですか？　もっとも即効性があると考える治療法をもっとも高いランクに評価してください。

	95％信頼区間			平均(SD)	最善の選択	第一選択	第二選択	第三選択
	第三選択	第二選択	第一選択					
想像曝露				7.3 (1.7)	26	82	16	2
現実曝露				7.0 (1.9)	25	71	25	4
不安マネジメント法				6.7 (1.3)	6	62	38	0
認知療法				6.6 (1.4)	10	54	44	2
心理教育				6.2 (2.0)	15	46	46	8
EMDR				5.8 (2.9)	26	53	16	30
子供のための遊戯療法				4.8 (2.5)	11	24	43	32
催眠療法				4.1 (2.4)	5	17	33	50
精神力動的精神療法				3.2 (2.0)	0	6	33	60
	1　2　3　4　5　6　7　8　9				％	％	％	％

18 セッションの頻度：治療の初期段階
　PTSD治療の初期（最初の3カ月）の精神療法セッションの**頻度**について，下記の選択肢の適切性をランク付けしてください。

	95％信頼区間			平均(SD)	最善の選択	第一選択	第二選択	第三選択
	第三選択	第二選択	第一選択					
ずっと週に1回				7.9 (1.5)	36	94	2	4
週に2回				6.8 (2.2)	29	61	31	8
最初の1カ月は週に1回，その後は隔週				5.7 (1.8)	2	34	52	14
隔週				4.0 (1.9)	2	8	52	40
月に1回				2.2 (1.6)	2	2	12	86
2カ月に1回				1.7 (1.3)	2	2	2	96
	1　2　3　4　5　6　7　8　9				％	％	％	％

19 PTSD治療の初期（最初の3カ月）の精神療法セッション1回の**時間**について，下記の選択肢の適切性をランク付けしてください．

	95％信頼区間			平均(SD)	最善の選択	第一選択	第二選択	第三選択
	第三選択	第二選択	第一選択					
60分			■	7.5 (1.8)	29	82	12	6
60分以上			■	7.0 (2.1)	31	69	23	8
45分		■		6.1 (2.3)	16	50	36	14
30分	■			2.9 (1.8)	2	4	23	73
15分	■			1.8 (1.3)	2	2	4	94
	1　2　3　4　5　6　7　8　9				％	％	％	％

20 PTSD治療の初期（最初の3カ月）の精神療法セッションの**形式**について，下記の選択肢の適切性をランク付けしてください．

	95％信頼区間			平均(SD)	最善の選択	第一選択	第二選択	第三選択
	第三選択	第二選択	第一選択					
個人療法			✻	8.7 (1.2)	81	98	0	2
個人療法と集団療法の併用			■	6.7 (1.7)	17	56	42	2
個人療法と家族療法の併用			■	6.4 (1.7)	10	50	42	8
セラピストがリーダーとなる PTSDグループ		■		6.0 (1.9)	12	40	48	12
家族療法		■		5.3 (1.9)	4	23	58	19
PTSDの自助グループ	■			3.7 (1.9)	2	8	38	54
	1　2　3　4　5　6　7　8　9				％	％	％	％

✻ 最善の選択　　■ 第一選択　　■ 第二選択　　□ 第三選択　　□ コンセンサスなし

21 セッションの頻度：治療の維持期

維持期の精神療法はどの程度の頻度にするのが適切でしょうか？ PTSD患者はそれまでの3カ月間の治療によく反応しており，改善が続いていると仮定します．それぞれの時期ごとに，下記の精神療法セッションの頻度について，適切性をランク付けしてください．

	3〜6カ月						6〜12カ月					
	平均(SD)	ランク	最善の選択	第一選択	第二選択	第三選択	平均(SD)	ランク	最善の選択	第一選択	第二選択	第三選択
週に1回	4.6(2.7)	第二	13	28	36	36	3.3(2.5)	第三	6	12	27	61
隔週	5.8(2.3)	第二	6	51	31	18	3.9(2.5)	第三	2	27	18	55
月に1回	6.5(2.2)	第二	14	67	20	12	5.3(2.4)	第二	8	37	39	24
2カ月に1回	5.2(1.8)	第二	0	27	54	19	5.0(2.3)	第二	6	22	53	24
3カ月に1回	4.3(2.3)	第二	8	13	52	35	5.0(2.4)	第二	4	33	39	29
6カ月に1回	3.6(2.2)	第三	2	11	34	55	4.5(2.4)	第二	4	27	39	35
それ以上は不要	3.4(2.7)	第三	4	21	13	67	5.3(3.1)	第二	22	44	18	38

	12カ月以降					
	平均(SD)	ランク	最善の選択	第一選択	第二選択	第三選択
週に1回	2.4(2.2)	第三	6	8	10	82
隔週	2.6(2.1)	第三	2	8	16	76
月に1回	3.3(2.3)	第三	4	8	35	57
2カ月に1回	3.7(2.5)	第三	6	18	29	53
3カ月に1回	3.9(2.5)	第三	2	20	31	49
6カ月に1回	4.7(2.7)	第三	4	35	29	37
それ以上は不要	6.4(3.0)	第二	41	61	16	24

22 下記のそれぞれの場合に，平均してどのくらいの期間治療を続けたあとで，精神療法を漸減して中止しますか？

	急性PTSD，緩解						慢性PTSD，緩解					
	平均(SD)	ランク	最善の選択	第一選択	第二選択	第三選択	平均(SD)	ランク	最善の選択	第一選択	第二選択	第三選択
3カ月	7.9 (1.9)	最善	54	90	4	6	6.8 (2.5)	第二	37	61	27	12
6カ月	5.9 (2.2)	第二	10	46	36	18	6.6 (2.3)	第二	16	73	8	18
12カ月	3.7 (2.0)	第三	2	6	46	48	5.5 (2.3)	第二	13	29	52	19
24カ月	2.4 (1.6)	第三	2	2	20	78	3.9 (2.2)	第三	4	13	38	49
24カ月以上	1.7 (1.3)	第三	2	2	0	98	2.9 (2.1)	第三	2	6	25	69

	慢性PTSD，症状残存					
	平均(SD)	ランク	最善の選択	第一選択	第二選択	第三選択
3カ月	6.5 (2.4)	第二	27	63	24	14
6カ月	6.7 (2.1)	第二	18	68	18	14
12カ月	5.9 (2.3)	第二	16	45	39	16
24カ月	4.3 (2.3)	第二	6	16	42	42
24カ月以上	3.0 (2.0)	第三	2	6	30	64

23 PTSD治療の維持期において経過が良好（6〜12カ月間，緩解が続いている）で，精神療法の中止を考えていますが，再発の可能性を懸念していると仮定します。下記の要素のうち，精神療法の**継続**を支持するものを高くランク付けしてください。

	平均(SD)	最善の選択	第一選択	第二選択	第三選択
現在の生活上のストレッサー	7.2 (1.9)	23	77	15	8
過去の自殺リスクの高さ	7.0 (2.0)	25	67	25	8
社会的サポートの弱さ	6.7 (1.8)	10	63	27	10
一部の症状の残存	6.5 (2.2)	25	58	33	10
第Ⅰ軸の併存症	6.3 (2.0)	12	58	33	10
過去の暴力	6.2 (2.1)	12	52	35	13
症状が現れているときの生活機能の低さ	6.1 (2.1)	13	50	38	12
第Ⅱ軸の併存症	6.1 (2.2)	12	42	48	10
重症のPTSD症状の病歴	5.6 (1.9)	6	27	61	12
PTSD症状の期間の長さ	5.6 (2.2)	12	31	52	17

✳ 最善の選択　■ 第一選択　▨ 第二選択　□ 第三選択　□ コンセンサスなし

24 精神療法へのコンプライアンスを高めるストラテジーとして，下記の選択肢の適切性をランク付けしてください。

	95％信頼区間			平均(SD)	最善の選択	第一選択	第二選択	第三選択
	第三選択	第二選択	第一選択					
心理教育			＊	8.3 (1.4)	63	92	6	2
治療の理論的根拠を患者と共に頻繁に振り返る			■	7.8 (1.6)	42	87	12	2
容易かつ即座に治療を受けられるようにする			■	7.7 (1.2)	29	87	12	2
物質乱用を評価し，治療する			■	7.6 (1.3)	33	85	13	2
治療法の選択にあたり，患者の希望を考慮する			■	7.6 (1.5)	33	88	8	4
初期段階から，家族や重要な他者を関わらせる			■	6.9 (1.5)	19	58	42	0
患者同士によるサポートグループ		■		6.3 (1.6)	15	42	56	2
家族療法		■		6.0 (1.5)	10	25	69	6
	1 2 3	4 5 6	7 8 9		%	%	%	%

スペースの都合上，以下の質問項目については完全な結果を示すことができない。

25 ＰＴＳＤの原因となる出来事の種類は精神療法の選択に影響しますか？ 次のタイプの出来事によるPTSDを治療する場合に，それぞれの精神療法の適切性をランク付けしてください。

すべての種類の出来事について，認知療法，曝露療法，不安マネジメント，心理教育が最も高くランク付けられた。

26 治療の開始時および**単独の精神療法では十分な反応が得られなかった場合**に行う精神療法の併用として，どれとどれの組み合わせがよいでしょうか？

単独で好ましいとされた4つの治療法――不安マネジメント法，認知療法，曝露療法，心理教育――は，互いに併用することも推奨されている。

薬物療法エキスパートにのみ尋ねた質問と結果

問27-30では、以下のクラスの薬剤について適切性を尋ねた。新規の抗うつ薬、従来型抗うつ薬、気分安定薬、ベンゾジアゼピン、抗アドレナリン薬、Buspirone、非定型抗精神病薬、従来型抗精神病薬。

27 下記のPTSD症状が治療の主要ターゲットとなる場合、薬剤の各クラスの適切性をランク付けしてください。

	95％信頼区間			平均(SD)	最善の選択	第一選択	第二選択	第三選択
	第三選択	第二選択	第一選択					
【新規の抗うつ薬（SSRI, Nefazodone, Venlafaxineなど）】								
トラウマに関連する恐怖、パニック、回避			■	8.1 (1.2)	49	91	8	2
侵入的思考			■	7.9 (1.3)	46	89	11	0
麻痺／他者からの疎隔感／興味の喪失			■	7.8 (1.2)	39	87	13	0
全般的不安（過覚醒、過度の警戒心、驚愕）			■	7.7 (1.4)	44	78	22	0
集中困難			■	7.6 (1.2)	30	83	17	0
フラッシュバック			■	7.6 (1.5)	39	81	17	2
易刺激性／怒りの爆発			■	7.4 (1.5)	28	78	20	2
罪悪感／恥辱感			■	7.3 (2.0)	35	76	19	6
睡眠障害			■	7.1 (1.7)	30	65	33	2
解離症状		▨		6.8 (1.9)	25	62	33	6
	1 2 3 4 5 6 7 8 9				%	%	%	%

✻ 最善の選択　■ 第一選択　▨ 第二選択　□ 第三選択　□ コンセンサスなし

27 (続き)

	95％信頼区間			平均(SD)	最善の選択	第一選択	第二選択	第三選択
	第三選択	第二選択	第一選択					
【従来型抗うつ薬（三環系抗うつ薬など）】								
睡眠障害				6.7 (1.5)	13	50	46	4
トラウマに関連する恐怖，パニック，回避				6.4 (1.5)	6	46	48	6
全般的不安（過覚醒，過度の警戒心，驚愕）				6.1 (1.6)	2	46	44	9
集中困難				6.1 (1.4)	0	41	56	4
麻痺／他者からの孤立感／興味の喪失				6.1 (1.7)	6	44	48	7
易刺激性／怒りの爆発				6.0 (1.4)	4	28	67	6
侵入的思考				6.0 (1.8)	9	37	52	11
フラッシュバック				5.9 (1.7)	7	37	54	9
罪悪感／恥辱感				5.9 (1.8)	4	44	44	11
解離症状				5.3 (1.7)	4	27	58	15
【気分安定薬（バルプロ酸など）】								
易刺激性／怒りの爆発				6.4 (1.9)	11	49	43	8
【ベンゾジアゼピン】								
睡眠障害				6.0 (1.7)	4	43	46	11
全般的不安（過覚醒，過度の警戒心，驚愕）				5.8 (1.7)	2	41	48	11
トラウマに関連する恐怖，パニック，回避				5.6 (1.8)	2	35	52	13
【抗アドレナリン薬（プロプラノロール，クロニジンなど）】								
全般的不安（過覚醒，過度の警戒心，驚愕）				5.5 (2.1)	8	38	43	19
易刺激性／怒りの爆発				5.1 (2.1)	6	32	42	26
【Buspirone】								
全般的不安（過覚醒，過度の警戒心，驚愕）				5.3 (1.9)	2	30	54	17
	1 2 3 4 5 6 7 8 9				%	%	%	%

28 PTSDの原因となる出来事の種類は薬物療法の選択に影響しますか？ 次のタイプの出来事によるPTSDを治療する場合に，それぞれの薬物療法の適切性をランク付けしてください。

	95％信頼区間			平均(SD)	最善の選択	第一選択	第二選択	第三選択
	第三選択	第二選択	第一選択					
【新規の抗うつ薬（SSRI，Nefazodone，Venlafaxineなど）】								
成人してからの性的トラウマ			■	8.0 (1.2)	*40*	96	2	2
暴力犯罪または拷問の被害			■	8.0 (1.2)	*42*	96	2	2
軍隊での戦闘			■	8.0 (1.2)	*40*	94	4	2
子供時代の性的・身体的虐待			■	8.0 (1.2)	*40*	96	2	2
自然災害			■	7.9 (1.2)	*34*	94	4	2
その他のトラウマ（命に関わる病気の診断，トラウマとなる出来事の目撃など）			■	7.9 (1.4)	*38*	94	4	2
事故			■	7.9 (1.3)	*36*	94	4	2
【従来型抗うつ薬（三環系抗うつ薬など）】								
軍隊での戦闘		▨		6.3 (1.6)	*8*	44	54	2
成人してからの性的トラウマ		▨		6.2 (1.5)	*8*	34	64	2
暴力犯罪または拷問の被害		▨		6.1 (1.5)	*4*	38	58	4
事故		▨		6.1 (1.5)	*6*	38	58	4
子供時代の性的・身体的虐待		▨		6.0 (1.5)	*6*	34	64	2
自然災害		▨		6.0 (1.5)	*4*	36	60	4
その他のトラウマ（命に関わる病気の診断，トラウマとなる出来事の目撃など）		▨		5.9 (1.5)	*4*	36	58	6
【気分安定薬（バルプロ酸など）】								
軍隊での戦闘		▨		5.2 (1.9)	*2*	27	55	18
子供時代の性的・身体的虐待		▨		5.2 (1.8)	*0*	24	55	20
暴力犯罪または拷問の被害		▨		5.0 (1.7)	*0*	16	65	18
【ベンゾジアゼピン】								
事故		▨		5.2 (1.9)	*4*	27	57	16
自然災害		▨		5.2 (1.9)	*4*	26	56	18
成人してからの性的トラウマ		▨		5.1 (1.8)	*2*	22	59	18
その他のトラウマ（命に関わる病気の診断，トラウマとなる出来事の目撃など）		▨		5.0 (1.9)	*4*	26	53	21
	1 2 3 4 5 6 7 8 9				%	%	%	%

※ 最善の選択　■ 第一選択　▨ 第二選択　□ 第三選択　□ コンセンサスなし

29 PTSD治療に際して，精神医学的な障害の併存は薬物療法の選択にどのように影響しますか？ 患者のPTSDに下記の各状態が伴う場合，薬剤の各クラスの適切性をランク付けしてください。主診断はPTSDであるとします。

	95％信頼区間			平均 (SD)	最善の選択	第一選択	第二選択	第三選択
	第三選択	第二選択	第一選択					
【新規の抗うつ薬（SSRI，Nefazodone，Venlafaxineなど）】								
単極性うつ病性障害			＊	8.7 (0.5)	78	100	0	0
強迫性障害			＊	8.4 (0.9)	60	96	4	0
パニック障害			＊	8.3 (1.1)	57	96	2	2
社会恐怖			＊	8.1 (1.4)	54	85	13	2
全般性不安障害				7.5 (1.6)	37	80	19	2
双極性障害，うつ期				7.5 (1.6)	34	83	13	4
【気分安定薬（バルプロ酸など）】								
双極性障害，躁期／軽躁期			＊	8.1 (1.4)	52	91	6	4
双極性障害，うつ期				7.1 (1.6)	22	69	28	4
【従来型抗うつ薬（三環系抗うつ薬など）】								
単極性うつ病性障害				7.1 (1.3)	15	67	33	0
パニック障害				6.6 (1.6)	9	61	35	4
全般性不安障害				6.0 (1.5)	4	39	56	6
双極性障害，うつ期				6.0 (1.9)	9	40	49	11
社会恐怖				5.9 (1.7)	4	40	49	11
強迫性障害				5.6 (2.2)	4	44	37	19
【ベンゾジアゼピン】								
パニック障害				6.0 (1.7)	4	43	49	8
全般性不安障害				5.9 (1.7)	4	39	50	11
社会恐怖				5.3 (1.8)	2	32	53	15
【Buspirone】								
全般性不安障害				5.8 (2.0)	4	41	44	15
【非定型抗精神病薬】								
双極性障害，躁期／軽躁期				5.5 (2.0)	2	39	39	22
【従来型抗精神病薬（ハロペリドール，チオリダジンなど）】								
双極性障害，躁期／軽躁期				5.2 (2.2)	6	28	49	23
	1 2 3 4 5 6 7 8 9				％	％	％	％

30 PTSD治療に際して，一般医学的状態の併存は薬物療法の選択にどのように影響しますか？ 患者のPTSDに下記の各状態が伴う場合，薬剤の各クラスの適切性をランク付けしてください。

	95％信頼区間			平均(SD)	最善の選択	第一選択	第二選択	第三選択
	第三選択	第二選択	第一選択					
【新規の抗うつ薬（SSRI，Nefazodone，Venlafaxineなど）】								
慢性痛				7.7 (1.2)	30	85	15	0
呼吸器系疾患（ぜんそく，気腫など）				7.6 (1.4)	34	79	21	0
心臓病				7.5 (1.4)	28	81	19	0
糖尿病				7.5 (1.5)	32	77	23	0
甲状腺異常				7.4 (1.5)	32	72	28	0
高血圧				7.3 (1.4)	23	75	25	0
中枢神経系の損傷または障害（頭部外傷，てんかん，脳卒中など）				7.3 (1.3)	20	72	28	0
消化器系疾患（潰瘍など）				7.0 (1.8)	23	64	32	4
肝臓病				6.5 (2.1)	23	57	36	8
【従来型抗うつ薬（三環系抗うつ薬など）】								
慢性痛				6.8 (1.2)	6	63	37	0
消化器系疾患（腫瘍など）				5.8 (1.7)	6	35	56	10
呼吸器系疾患（ぜんそく，気腫など）				5.6 (1.6)	4	23	69	8
甲状腺異常				5.3 (1.5)	2	23	67	10
糖尿病				5.3 (1.5)	2	19	71	10
高血圧				5.0 (1.5)	0	13	71	15
【気分安定薬（バルプロ酸など）】								
中枢神経系の損傷または障害（頭部外傷，てんかん，脳卒中など）				6.5 (1.8)	8	62	30	8
慢性痛				5.6 (1.9)	2	43	43	14
高血圧				5.2 (1.8)	0	25	59	16
糖尿病				5.0 (1.7)	0	23	60	17
呼吸器系疾患（ぜんそく，気腫など）				5.0 (1.6)	0	23	63	13
心臓病				5.0 (1.8)	0	23	58	19
甲状腺異常				5.0 (1.8)	0	21	62	17

※ 最善の選択　■ 第一選択　▨ 第二選択　□ 第三選択　□ コンセンサスなし

30 （続き）

	95%信頼区間			平均(SD)	最善の選択	第一選択	第二選択	第三選択
	第三選択	第二選択	第一選択					
【抗アドレナリン薬（βブロッカー，クロニジンなど）】								
高血圧				6.3 (2.0)	6	57	30	13
【ベンゾジアゼピン】								
心臓病				5.3 (1.9)	2	26	55	19
甲状腺異常				5.1 (1.9)	2	25	54	21
高血圧				5.1 (1.7)	0	19	62	19
消化器系疾患（潰瘍など）				5.1 (1.8)	0	21	62	17
	1 2 3	4 5 6	7 8 9		%	%	%	%

31

以下の各クラスの薬剤について，PTSD患者の薬物療法における安全性をランク付けしてください（重大な問題や薬剤の相互作用を引き起こす可能性が低いほうを9とします）。小児や青年期前半の子供の治療経験がない場合は，その欄に横線を引いて抹消してください。

	95%信頼区間			平均(SD)	最善の選択	第一選択	第二選択	第三選択
	第三選択	第二選択	第一選択					
【小児および青年期前半】								
SSRI				7.5 (1.9)	33	86	10	5
その他の新規の抗うつ薬（Nefazodone, Venlafaxineなど）				6.8 (1.5)	10	60	40	0
Buspirone				6.0 (2.2)	14	52	29	19
抗アドレナリン薬（プロプラノロール，クロニジンなど）				6.0 (1.9)	5	43	43	14
気分安定薬（バルプロ酸など）				5.4 (1.5)	0	19	67	14
非定型抗精神病薬				4.9 (1.9)	0	24	48	29
従来型抗うつ薬（三環系抗うつ薬など）				4.8 (1.4)	0	10	81	10
ベンゾジアゼピン				4.6 (1.8)	0	19	48	33
従来型抗精神病薬（ハロペリドール，チオリダジンなど）				3.1 (1.3)	0	0	43	57
	1 2 3	4 5 6	7 8 9		%	%	%	%

31 (続き)

	95％信頼区間			平均 (SD)	最善の選択	第一選択	第二選択	第三選択
	第三選択	第二選択	第一選択					
【成人および青年期後半】								
SSRI			■	7.5 (1.7)	*34*	83	13	4
その他の新規の抗うつ薬（Nefazodone、Venlafaxineなど）			■	7.2 (1.4)	*19*	75	23	2
Buspirone			▬	7.0 (1.8)	*15*	79	15	6
ベンゾジアゼピン		▬		6.0 (1.9)	*11*	47	43	9
抗アドレナリン薬（プロプラノロール、クロニジンなど）		▬		5.9 (1.6)	*4*	38	57	6
気分安定薬（divalproexなど）		▬		5.9 (1.7)	*2*	38	55	8
非定型抗精神病薬		▬		5.8 (1.7)	*2*	42	48	10
従来型抗うつ薬（三環系抗うつ薬など）		▬		5.4 (1.6)	*4*	21	70	9
従来型抗精神病薬（ハロペリドール、チオリダジンなど）	▬			4.2 (1.7)	*2*	9	55	36
【高齢の患者】								
SSRI			■	7.1 (1.7)	*21*	71	27	2
その他の新規の抗うつ薬（Nefazodone、Venlafaxineなど）			▬	6.6 (1.7)	*12*	59	35	6
Buspirone			▬	6.3 (1.9)	*12*	50	42	8
気分安定薬（divalproexなど）		▬		5.4 (1.6)	*0*	33	52	15
非定型抗精神病薬		▬		5.3 (1.7)	*0*	27	61	12
ベンゾジアゼピン		▬		4.8 (1.8)	*2*	17	56	27
従来型抗うつ薬（三環系抗うつ薬など）		▬		4.5 (1.6)	*0*	10	67	23
抗アドレナリン薬（プロプラノロール、クロニジンなど）		▬		4.2 (1.7)	*0*	8	64	28
従来型抗精神病薬（ハロペリドール、チオリダジンなど）	□			3.9 (1.8)	*0*	6	50	44
	1 2 3 4 5 6 7 8 9				%	%	%	%

✷ 最善の選択　■ 第一選択　▬ 第二選択　□ 第三選択　□ コンセンサスなし

32 以下の各クラスの薬剤について，PTSD患者の薬物療法における受容性（忍容性および服薬遵守）をランク付けしてください。

	95％信頼区間			平均(SD)	最善の選択	第一選択	第二選択	第三選択
	第三選択	第二選択	第一選択					
【小児および青年期前半】								
SSRI				7.4 (1.1)	18	77	23	0
その他の新規の抗うつ薬（Nefazodone，Venlafaxineなど）				6.8 (1.1)	0	62	38	0
Buspirone				6.1 (1.6)	0	43	52	5
抗アドレナリン薬（プロプラノロール，クロニジンなど）				5.9 (2.0)	0	41	45	14
ベンゾジアゼピン				5.4 (1.9)	0	38	43	19
気分安定薬（バルプロ酸など）				5.2 (1.5)	0	18	68	14
非定型抗精神病薬				4.8 (1.8)	0	14	62	24
従来型抗うつ薬（三環系抗うつ薬など）				4.5 (1.6)	0	5	76	19
従来型抗精神病薬（ハロペリドール，チオリダジンなど）				3.4 (1.5)	0	5	41	55
【成人および青年期後半】								
SSRI				7.7 (1.0)	21	87	13	0
その他の新規の抗うつ薬（Nefazodone，Venlafaxineなど）				7.4 (1.0)	15	83	17	0
ベンゾジアゼピン				7.0 (1.5)	11	72	26	2
Buspirone				6.5 (1.7)	4	60	34	6
気分安定薬（バルプロ酸など）				5.9 (1.5)	2	36	58	6
従来型抗うつ薬（三環系抗うつ薬など）				5.8 (1.3)	4	21	75	4
抗アドレナリン薬（プロプラノロール，クロニジンなど）				5.7 (1.9)	2	38	49	13
非定型抗精神病薬				5.5 (1.6)	2	25	63	12
従来型抗精神病薬（ハロペリドール，チオリダジンなど）				3.9 (1.6)	0	4	47	49

32 (続き)

	95%信頼区間			平均(SD)	最善の選択	第一選択	第二選択	第三選択
	第三選択	第二選択	第一選択					
【高齢の患者】								
SSRI			■	7.2(1.2)	*15*	77	23	0
その他の新規の抗うつ薬（Nefazodone，Venlafaxineなど）			▨	6.7(1.3)	*8*	61	39	0
Buspirone		▨		6.2(1.6)	*4*	54	42	4
ベンゾジアゼピン		▨		5.9(1.6)	*2*	37	58	6
気分安定薬（バルプロ酸など）		▨		5.5(1.5)	*2*	29	67	4
非定型抗精神病薬		▨		5.3(1.7)	*2*	22	63	16
従来型抗うつ薬（三環系抗うつ薬など）		▨		4.9(1.4)	*0*	12	71	18
抗アドレナリン薬（プロプラノロール，クロニジンなど）		▨		4.4(1.7)	*0*	10	58	33
従来型抗精神病薬（ハロペリドール，チオリダジンなど）	□			3.8(1.7)	*0*	10	40	50
	1　2　3　4　5　6　7　8　9				%	%	%	%

※ 最善の選択　■ 第一選択　▨ 第二選択　□ 第三選択　□ コンセンサスなし

33 以下の各クラスの薬剤について，PTSD患者の薬物療法における有効性をランク付けしてください。

	95％信頼区間			平均(SD)	最善の選択	第一選択	第二選択	第三選択
	第三選択	第二選択	第一選択					
【小児および青年期前半】								
SSRI				7.7 (1.1)	24	84	16	0
その他の新規の抗うつ薬（Nefazodone，Venlafaxineなど）				6.9 (1.8)	9	70	26	4
従来型抗うつ薬（三環系抗うつ薬など）				5.5 (2.0)	0	36	52	12
抗アドレナリン薬（プロプラノロール，クロニジンなど）				4.9 (2.1)	4	20	48	32
気分安定薬（バルプロ酸など）				4.8 (1.8)	0	21	50	29
ベンゾジアゼピン				4.2 (1.4)	0	8	56	36
Buspirone				4.0 (1.7)	0	8	52	40
非定型抗精神病薬				3.8 (1.7)	0	8	33	58
従来型抗精神病薬（ハロペリドール，チオリダジンなど）				2.8 (1.4)	0	0	25	75
【成人および青年期後半】								
SSRI				8.1 (1.0)	42	90	10	0
その他の新規の抗うつ薬（Nefazodone，Venlafaxineなど）				7.4 (1.5)	22	75	24	2
従来型抗うつ薬（三環系抗うつ薬など）				6.5 (1.5)	8	46	52	2
気分安定薬（バルプロ酸など）				5.4 (1.8)	2	27	58	15
ベンゾジアゼピン				5.0 (1.8)	4	23	50	27
非定型抗精神病薬				4.6 (1.9)	2	20	43	37
抗アドレナリン薬（プロプラノロール，クロニジンなど）				4.4 (1.9)	2	12	56	33
Buspirone				4.4 (2.0)	4	15	52	33
従来型抗精神病薬（ハロペリドール，チオリダジンなど）				3.4 (1.8)	0	4	38	58

33 (続き)

	95％信頼区間			平均 (SD)	最善の選択	第一選択	第二選択	第三選択
	第三選択	第二選択	第一選択					
【高齢の患者】								
SSRI				7.7 (1.1)	*29*	85	15	0
その他の新規の抗うつ薬 （Nefazodone, Venlafaxineなど）				6.9 (1.6)	*12*	68	30	2
従来型抗うつ薬（三環系抗うつ薬 など）				5.6 (1.6)	*2*	31	60	10
気分安定薬（バルプロ酸など）				5.0 (1.7)	*2*	21	58	21
ベンゾジアゼピン				4.5 (1.6)	*0*	12	60	29
Buspirone				4.4 (1.9)	*4*	12	58	31
非定型抗精神病薬				4.3 (1.8)	*0*	14	45	41
抗アドレナリン薬（プロプラノロール，クロニジンなど）				3.8 (1.8)	*0*	10	42	48
従来型抗精神病薬（ハロペリドール，チオリダジンなど）				3.2 (1.6)	*0*	4	38	58
	1　2　3　4　5　6　7　8　9				%	%	%	%

■ ✱ 最善の選択　■ 第一選択　▨ 第二選択　□ 第三選択　□ コンセンサスなし

34 出産年齢の女性の治療に際して，下記の各クラスの薬剤のどれがもっとも使いやすいでしょうか？ それぞれの時期ごとに，安全と考える薬剤のクラスを高くランク付けしてください。

	95％信頼区間			平均(SD)	最善の選択	第一選択	第二選択	第三選択
	第三選択	第二選択	第一選択					
【妊娠中】								
SSRI				5.6 (2.3)	12	42	36	22
その他の新規の抗うつ薬（Nefazodone，Venlafaxineなど）				4.6 (2.1)	0	22	46	33
従来型抗うつ薬（三環系抗うつ薬など）				4.4 (2.2)	2	26	38	36
Buspirone				3.6 (2.0)	2	10	38	52
従来型抗精神病薬（ハロペリドール，チオリダジンなど）				3.5 (1.9)	0	6	34	60
ベンゾジアゼピン				3.3 (1.7)	0	4	38	58
抗アドレナリン薬（プロプラノロール，クロニジンなど）				3.2 (1.9)	0	6	35	59
非定型抗精神病薬				3.1 (1.7)	0	2	27	71
気分安定薬（バルプロ酸など）				2.4 (1.6)	0	2	14	84
【授乳中】								
SSRI				5.3 (2.5)	10	35	39	27
その他の新規の抗うつ薬（Nefazodone，Venlafaxineなど）				4.7 (2.2)	0	20	52	28
従来型抗うつ薬（三環系抗うつ薬など）				4.1 (2.1)	0	17	46	38
Buspirone				3.5 (2.0)	2	7	35	59
抗アドレナリン薬（プロプラノロール，クロニジンなど）				3.3 (1.8)	0	4	40	56
気分安定薬（バルプロ酸など）				3.1 (1.9)	0	6	34	60
ベンゾジアゼピン				3.1 (1.7)	0	2	33	65
非定型抗精神病薬				3.0 (1.6)	0	2	34	64
従来型抗精神病薬（ハロペリドール，チオリダジンなど）				2.7 (1.6)	0	2	21	77
	1　2　3　4　5　6　7　8　9				%	%	%	%

34 (続き)

	95％信頼区間			平均(SD)	最善の選択	第一選択	第二選択	第三選択
	第三選択	第二選択	第一選択					
【妊娠していない】								
SSRI			✱	8.3 (0.9)	50	98	2	0
その他の新規の抗うつ薬（Nefazodone，Venlafaxine など）			■	7.9 (0.9)	24	96	4	0
従来型抗うつ薬（三環系抗うつ薬など）			▭	6.7 (1.3)	8	54	46	0
Buspirone		▭		6.1 (2.3)	12	60	25	15
ベンゾジアゼピン		▭		6.1 (2.1)	12	52	35	13
気分安定薬（バルプロ酸など）		▭		6.0 (1.8)	6	43	49	8
非定型抗精神病薬		▭		5.5 (2.1)	4	40	40	19
抗アドレナリン薬（プロプラノロール，クロニジンなど）		▭		5.5 (2.0)	4	37	40	23
従来型抗精神病薬（ハロペリドール，チオリダジンなど）		▭		4.5 (2.2)	2	23	38	38
	1　2　3　4　5　6　7　8　9				%	%	%	%

35

PTSD患者の治療に抗うつ薬を用いることに決めたとします。有効性，安全性，忍容性の最良の組み合わせを持つとあなたが考える抗うつ薬を高くランク付けしてください。

	95％信頼区間			平均(SD)	最善の選択	第一選択	第二選択	第三選択
	第三選択	第二選択	第一選択					
Sertraline（Zoloft）			■	8.1 (0.9)	42	96	4	0
パロキセチン（パキシル）			■	8.1 (0.8)	35	98	2	0
Fluoxetine（Prozac）			■	7.8 (1.1)	34	91	9	0
フルボキサミン（デプロメール，ルボックス）			■	7.3 (1.2)	16	78	20	2
Citalopram（Celexa）			■	7.2 (1.4)	22	76	24	0
Nefazodone（Serzone）		▭		6.9 (1.8)	20	66	32	2
Venlafaxine（Effexor）		▭		6.7 (1.2)	6	54	46	0
三環系抗うつ薬		▭		6.3 (1.3)	6	45	55	0
Mirtazapine（Remeron）		▭		5.9 (1.2)	0	30	68	3
MAO阻害薬（Nardil, Parnate）		▭		5.6 (1.6)	2	29	62	10
Bupropion（Wellbutrin）		▭		5.0 (1.7)	0	18	64	18
	1　2　3　4　5　6　7　8　9				%	%	%	%

✱ 最善の選択　■ 第一選択　▬ 第二選択　□ 第三選択　□ コンセンサスなし

36 PTSD患者の治療に気分安定薬を用いることに決めたとします。有効性，安全性，忍容性の最良の組み合わせを持つとあなたが考える気分安定薬を高くランク付けしてください。

	95％信頼区間			平均(SD)	最善の選択	第一選択	第二選択	第三選択
	第三選択	第二選択	第一選択					
バルプロ酸製剤（デパケンなど）				7.0 (1.9)	24	68	28	4
Gabapentin（Neurontin）				6.4 (1.8)	14	50	47	3
カルバマゼピン（テグレトール）				5.9 (1.7)	2	46	44	10
Lamotrigine（Lamictal）				5.6 (1.9)	9	34	54	11
リチウム				5.3 (1.9)	6	31	50	19
Topiramate（Topamax）				5.1 (1.8)	0	32	45	23
					％	％	％	％

37 PTSD患者の治療に抗不安薬を用いることに決めたとします。有効性，安全性，忍容性の最良の組み合わせを持ち，依存症と離脱症状を引き起こす可能性がもっとも低いとあなたが考える抗不安薬を高くランク付けしてください。

	95％信頼区間			平均(SD)	最善の選択	第一選択	第二選択	第三選択
	第三選択	第二選択	第一選択					
【物質乱用の病歴がある場合】								
Buspirone（Buspar）				6.9 (2.0)	24	71	18	10
クロナゼパム（ランドセン，リボトリール）				5.4 (1.9)	10	27	63	10
Clorazepate（Tranxene）				4.2 (1.7)	0	13	56	31
Oxazepam（Serax）				4.2 (1.8)	2	11	55	34
ロラゼパム（ワイパックス）				4.0 (1.8)	2	8	52	40
Chlordiazepoxide（Librium）				3.8 (1.5)	0	8	43	49
ジアゼパム（セルシン）				3.6 (1.8)	0	10	35	55
アルプラゾラム（コンスタン，ソラナックス）				3.1 (1.9)	2	8	22	69
【物質乱用の病歴がない場合】								
クロナゼパム（ランドセン，リボトリール）				6.5 (1.9)	18	51	43	6
Buspirone（Buspar）				6.0 (2.2)	12	47	41	12
ロラゼパム（ワイパックス）				5.3 (1.9)	6	30	54	16
Oxazepam（Serax）				5.1 (1.8)	2	18	65	16
Clorazepate（Tranxene）				5.1 (1.6)	0	17	72	11
ジアゼパム（セルシン）				4.9 (1.9)	4	22	55	24
Chlordiazepoxide（Librium）				4.8 (1.6)	0	16	63	22
アルプラゾラム（コンスタン，ソラナックス）				4.4 (1.8)	0	12	51	37
					％	％	％	％

38 PTSD患者へのベンゾジアゼピン処方の禁忌の可能性について、下記の選択肢をランク付けしてください。あなたがベンゾジアゼピンを決して**用いない**状況をもっとも高くランク付けしてください。

	95％信頼区間			平均(SD)	最善の選択	第一選択	第二選択	第三選択
	第三選択	第二選択	第一選択					
過去にベンゾジアゼピンの乱用があった			✱	7.6 (2.3)	53	81	6	13
最近物質乱用があった				7.5 (2.0)	34	83	9	8
過去に物質乱用の病歴がある				6.5 (1.7)	11	60	34	6
自傷行動				5.5 (1.7)	4	26	66	8
攻撃的行動				5.3 (1.5)	2	21	68	11
パーソナリティ障害が併存				5.2 (1.5)	0	21	70	9
家族に物質乱用の病歴のある人がいる				4.9 (1.5)	0	11	66	23
慢性の不眠の病歴がある				4.7 (2.0)	4	23	51	26
	1　2　3　4　5　6　7　8　9				％	％	％	％

39 高齢者（65歳以上）のPTSD治療について、下記の各ストラテジーの適切性をランク付けしてください。

	95％信頼区間			平均(SD)	最善の選択	第一選択	第二選択	第三選択
	第三選択	第二選択	第一選択					
市販薬を含め、患者が服用している薬剤すべてを注意深く聴取する			✱	8.8 (0.5)	81	100	0	0
他の薬剤との相互作用を注意深くモニターする			✱	8.6 (0.7)	74	100	0	0
低容量から始める				8.0 (1.2)	49	91	9	0
ゆっくりと増量する				8.0 (1.2)	43	91	9	0
薬剤の併用を避ける				6.4 (1.9)	15	55	34	11
健康であるなら、若い患者と同様に用量を調整し、増量する				5.3 (2.4)	11	34	40	26
	1　2　3　4　5　6　7　8　9				％	％	％	％

✱ 最善の選択　　■ 第一選択　　▨ 第二選択　　□ 第三選択　　□ コンセンサスなし

40 適切な投薬期間

PTSD患者を薬物療法で治療しているとします。最初に選択した薬剤に対して患者が十分に反応しない場合，別の薬剤に切り替えるか，別の薬剤を追加するまでにあなたは**何週間**待ちますか？

	部分的反応（週）		反応なし（週）	
	軽症のPTSD 平均（SD）	重症のPTSD 平均（SD）	軽症のPTSD 平均（SD）	重症のPTSD 平均（SD）
新規の抗うつ薬（SSRI, Nefazodone, Venlafaxineなど）	7.8 (2.9)	7.1 (2.9)	5.8 (2.3)	5.0 (2.5)
従来型抗うつ薬（三環系抗うつ薬など）	7.2 (2.7)	6.6 (2.8)	5.4 (2.3)	4.9 (2.4)
非定型抗精神病薬	4.5 (2.8)	3.7 (2.3)	3.3 (2.0)	2.9 (1.7)
従来型抗精神病薬（ハロペリドール，チオリザジンなど）	4.1 (2.6)	3.3 (2.1)	3.3 (2.2)	2.8 (1.8)
気分安定薬（バルプロ酸など）	5.8 (2.7)	5.2 (2.6)	4.4 (2.3)	3.9 (2.0)
Buspirone	5.2 (3.1)	4.7 (2.6)	4.2 (2.3)	3.8 (1.9)
ベンゾジアゼピン	2.8 (1.9)	2.6 (2.0)	2.2 (1.5)	2.1 (1.6)
抗アドレナリン薬（プロプラノロール，クロニジンなど）	3.0 (1.8)	2.8 (1.9)	2.3 (1.5)	2.2 (1.7)

41 通院の頻度：治療の初期段階

PTSD治療の初期（最初の3カ月）の薬物療法の通院頻度について，下記の選択肢の適切性をランク付けしてください。

	95％信頼区間			平均 (SD)	最善の選択	第一選択	第二選択	第三選択
	第三選択	第二選択	第一選択					
最初の1カ月は週1回，その後は隔週				7.6 (1.4)	35	75	25	0
ずっと週1回				6.2 (2.0)	12	50	42	8
隔週				6.1 (1.5)	2	42	54	4
週に2回				4.4 (1.9)	2	14	51	35
月に1回				4.1 (2.0)	2	13	40	46
2カ月に1回				2.3 (1.6)	0	2	13	85
	1 2 3	4 5	6 7 8	9	%	%	%	%

42 通院の頻度：治療の維持期

維持期の薬物療法の通院頻度はどの程度が適切でしょうか？ PTSD患者に対する3カ月の治療後の反応は良好で，改善が続いていると仮定します。それぞれの期間につき，薬物療法の通院頻度について，下記の選択肢の適切性をランク付けしてください。

	3〜6カ月						6〜12カ月					
	平均(SD)	ランク	最善の選択	第一選択	第二選択	第三選択	平均(SD)	ランク	最善の選択	第一選択	第二選択	第三選択
週に1回	3.5(2.2)	第三	2	13	26	60	2.8(1.8)	第三	0	8	23	70
隔週	4.9(2.3)	第二	9	25	45	30	3.8(2.2)	第三	2	13	36	51
月に1回	7.6(1.5)	第一	38	81	19	0	6.4(2.3)	第二	26	58	30	11
2カ月に1回	5.6(2.1)	第二	4	45	34	21	6.8(1.8)	第二	15	68	25	8
3カ月に1回	4.2(2.1)	第二	0	17	46	37	6.0(2.2)	第二	13	49	36	15
6カ月に1回	2.6(1.5)	第三	0	2	23	75	3.7(1.7)	第三	0	4	45	51
それ以上は不要	1.2(0.5)	第三	0	0	0	100	1.4(0.9)	第三	0	0	4	96

	12カ月以降					
	平均(SD)	ランク	最善の選択	第一選択	第二選択	第三選択
週に1回	2.2(1.5)	第三	0	4	11	85
隔週	2.9(1.8)	第三	0	4	26	70
月に1回	5.2(2.3)	第二	9	28	51	21
2カ月に1回	6.1(2.0)	第二	8	53	36	11
3カ月に1回	7.0(1.9)	第二	21	72	23	6
6カ月に1回	5.2(2.3)	第二	8	34	40	26
それ以上は不要	2.2(2.2)	第三	4	9	9	81

※ 最善の選択　■ 第一選択　■ 第二選択　□ 第三選択　□ コンセンサスなし

43 下記の各状況において，薬物療法を漸減し中止するまでに，平均してどのくらいの期間，治療を続けますか？

	急性PTSD，緩解					慢性PTSD，緩解					
	平均(SD)	ランク	最善の選択	第一選択	第二選択	第三選択	平均(SD)	ランク	最善の選択	第一選択	第二選択	第三選択
3カ月	4.0 (2.3)	第三	6	20	25	55	2.3 (1.4)	第三	0	2	10	88
6カ月	6.1 (2.3)	第二	16	45	41	14	4.0 (2.2)	第三	2	19	29	52
12カ月	7.0 (1.8)	第二	22	68	26	6	6.9 (2.0)	第二	25	62	30	8
24カ月	5.4 (2.1)	第二	2	35	43	22	6.7 (1.8)	第二	9	70	23	8
24カ月以上	4.0 (2.3)	第三	2	16	33	51	6.1 (2.3)	第二	17	46	38	15

	慢性PTSD，症状残存					
	平均(SD)	ランク	最善の選択	第一選択	第二選択	第三選択
3カ月	2.5 (1.8)	第三	0	4	17	79
6カ月	3.6 (2.3)	第三	0	21	21	58
12カ月	5.9 (2.5)	第二	15	46	37	17
24カ月	6.3 (2.3)	第二	8	62	25	13
24カ月以上	6.3 (2.7)	第二	29	62	17	21

44 PTSD治療の維持期において経過が良好（6〜12カ月で緩解）で，あなたは薬物療法の中止を考えていますが，再発の可能性を懸念していると仮定します。下記の要素のうち，薬物療法の**継続**を支持するものを高くランク付けしてください。

	95%信頼区間			平均(SD)	最善の選択	第一選択	第二選択	第三選択
	第三選択	第二選択	第一選択					
現在の生活上のストレッサー			■	7.8 (1.3)	36	87	11	2
一部の症状の持続			■	7.7 (1.2)	30	87	13	0
過去の自殺リスクの高さ			■	7.6 (1.4)	36	87	11	2
第Ⅰ軸の併存症			■	7.5 (1.2)	25	87	13	0
PTSD症状の期間が長い			■	7.5 (1.6)	30	77	19	4
症状が現れているときの生活機能の低さ			■	7.3 (1.4)	25	77	21	2
重症のPTSD症状の病歴			■	7.3 (1.4)	21	75	23	2
過去の暴力			■	7.2 (1.5)	19	75	23	2
社会的サポートの弱さ			■	7.1 (1.5)	17	74	25	2
第Ⅱ軸の併存症		■		6.1 (1.4)	2	43	51	6
	1 2 3 4 5 6 7 8 9				%	%	%	%

45 SSRIによる適切な（用量および期間の）治療を行いましたが，**部分的な反応**しか得られないか，**まったく反応**が得られませんでした。あなたは，さらに薬物療法による介入を続けるのが正当だと考えています。下記の薬物療法について，次に選択するストラテジーの適切性をランク付けしてください。

	部分的な反応:追加						反応なし:切り替え					
	平均(SD)	ランク	最善の選択	第一選択	第二選択	第三選択	平均(SD)	ランク	最善の選択	第一選択	第二選択	第三選択
別のSSRI	2.2 (1.5)	第三	0	2	18	80	5.7 (2.4)	第二	12	42	31	27
非定型抗精神病薬	4.2 (2.1)	第二	0	20	41	39	3.5 (1.7)	第三	0	4	38	58
ベンゾジアゼピン	4.9 (2.0)	第二	0	29	48	23	3.4 (1.7)	第三	0	4	38	58
Buspirone（Buspar）	4.9 (2.1)	第二	2	25	49	25	3.8 (1.8)	第三	0	8	51	41
MAO阻害薬	1.6 (1.3)	第三	0	2	6	92	5.8 (2.1)	第二	8	47	37	16
気分安定薬	5.8 (2.2)	第二	10	46	37	17	5.3 (1.9)	第二	2	32	48	20
Nefazodone（Serzone）	3.9 (2.4)	第二	2	16	29	55	6.7 (1.6)	第二	14	61	35	4
三環系抗うつ薬	5.1 (2.2)	第二	0	37	37	27	6.7 (1.5)	第二	15	50	48	2
Venlafaxine（Effexor）	3.4 (2.1)	第三	2	4	40	56	6.8 (1.6)	第二	18	64	30	6
			%	%	%	%			%	%	%	%

46 Nefazodoneによる適切な（用量および期間の）治療を行いましたが，**部分的な反応**しか得られないか，**まったく反応**が得られませんでした。あなたは，さらに薬物療法による介入を続けるのが正当だと考えています。

	部分的な反応:追加						反応なし:切り替え					
	平均(SD)	ランク	最善の選択	第一選択	第二選択	第三選択	平均(SD)	ランク	最善の選択	第一選択	第二選択	第三選択
非定型抗精神病薬	4.2 (2.0)	第二	0	16	47	37	3.3 (1.8)	第三	0	4	32	64
ベンゾジアゼピン	4.6 (2.2)	第二	0	24	46	30	3.7 (1.8)	第三	0	4	44	52
Buspirone（Buspar）	4.6 (2.2)	第二	4	22	47	31	4.0 (1.8)	第三	0	8	53	39
MAO阻害薬	1.6 (1.0)	第三	0	0	4	96	6.1 (1.8)	第二	8	46	46	8
気分安定薬	5.5 (2.1)	第二	6	40	42	18	5.4 (1.8)	第二	0	31	47	22
SSRI	4.2 (2.7)	第三	10	29	20	51	7.9 (1.5)	第一	44	90	8	2
三環系抗うつ薬	4.0 (2.1)	第二	0	13	40	47	6.6 (1.2)	第二	6	44	54	2
Venlafaxine（Effexor）	3.6 (2.2)	第三	0	13	33	54	6.8 (1.6)	第二	21	56	40	4
			%	%	%	%			%	%	%	%

47 Venlafaxineによる適切な（用量および期間の）治療を行いましたが，**部分的な反応**しか得られないか，**まったく反応**が得られませんでした。あなたは，さらに薬物療法による介入を続けるのが正当だと考えています。

	部分的反応:追加						反応なし:切り替え					
	平均(SD)	ランク	最善の選択	第一選択	第二選択	第三選択	平均(SD)	ランク	最善の選択	第一選択	第二選択	第三選択
非定型抗精神病薬	4.4 (2.1)	第二	0	21	45	34	3.6 (2.0)	第三	0	8	33	59
ベンゾジアゼピン	4.8 (2.0)	第二	2	23	56	21	3.7 (2.1)	第三	2	10	41	49
Buspirone（Buspar）	4.5 (2.4)	第二	6	26	38	36	3.8 (2.0)	第三	2	6	55	38
MAO阻害薬	1.4 (0.8)	第三	0	0	2	98	5.9 (2.1)	第二	6	51	33	16
気分安定薬	5.5 (2.3)	第二	10	44	35	21	5.7 (1.9)	第二	2	40	44	17
Nefazodone（Serzone）	3.8 (2.3)	第三	2	9	42	38	6.4 (1.9)	第二	10	54	35	10
SSRI	3.6 (2.5)	第三	0	21	21	57	7.4 (2.0)	第一	35	82	12	6
三環系抗うつ薬	3.8 (2.1)	第三	2	9	38	53	6.4 (1.3)	第二	4	47	51	2
			%	%	%	%			%	%	%	%

48 爆発性，易刺激性，攻撃性，暴力性のいずれかの行動を示すPTSD患者に対して，**気分安定薬**による適切な（用量および期間の）治療を行いましたが，**部分的な反応**しか得られないか，**まったく反応**が得られませんでした。あなたは，さらに薬物療法による介入を続けるのが正当だと考えています。

	部分的反応:追加						反応なし:切り替え					
	平均(SD)	ランク	最善の選択	第一選択	第二選択	第三選択	平均(SD)	ランク	最善の選択	第一選択	第二選択	第三選択
別の気分安定薬	5.4 (2.3)	第二	6	38	36	26	6.9 (1.8)	第二	24	58	40	2
非定型抗精神病薬	6.2 (1.8)	第二	4	46	46	8	6.4 (1.8)	第二	10	51	39	10
ベンゾジアゼピン	3.9 (2.1)	第三	2	12	41	47	3.3 (2.0)	第三	0	8	37	55
Buspirone（Buspar）	4.4 (2.3)	第二	4	22	41	37	3.5 (2.1)	第三	2	8	40	52
MAO阻害薬	3.3 (2.0)	第三	0	6	33	60	4.2 (2.0)	第二	2	16	40	44
Nefazodone（Serzone）	5.1 (2.3)	第二	6	30	43	28	5.6 (1.8)	第二	2	34	52	14
SSRI	6.6 (2.2)	第二	24	61	29	10	6.7 (1.9)	第二	16	72	20	8
トラゾドン（デジレル）	5.3 (1.8)	第二	2	29	58	13	4.6 (1.7)	第二	0	17	59	24
三環系抗うつ薬	5.0 (1.9)	第二	0	24	57	18	5.2 (1.6)	第二	2	16	69	14
Venlafaxine（Effexor）	5.1 (2.0)	第二	2	33	48	20	5.6 (1.8)	第二	4	36	53	11
			%	%	%	%			%	%	%	%

49 双極性障害が併存するPTSD患者に対して，**気分安定薬**による適切な（用量および期間の）治療を行いました。双極性障害は適切にコントロールされましたが，PTSD症状については**部分的な反応**しか得られないか，まったく**反応**が得られませんでした。あなたは，さらに薬物療法による介入を続けるのが正当だと考えています。

	部分的反応:追加						反応なし:切り替え					
	平均(SD)	ランク	最善の選択	第一選択	第二選択	第三選択	平均(SD)	ランク	最善の選択	第一選択	第二選択	第三選択
別の気分安定薬	5.0 (2.3)	第二	2	26	45	30	4.8 (2.2)	第二	4	23	44	33
非定型抗精神病薬	5.2 (2.1)	第二	2	29	46	25	5.1 (2.1)	第二	0	37	35	29
ベンゾジアゼピン	4.5 (1.7)	第二	0	10	63	27	4.3 (1.9)	第二	0	10	57	33
Buspirone（Buspar）	4.1 (2.1)	第三	0	13	45	43	4.2 (2.0)	第二	0	13	46	42
MAO阻害薬	3.8 (2.1)	第三	0	12	35	53	4.4 (2.3)	第二	2	26	34	40
Nefazodone（Serzone）	5.6 (2.0)	第二	6	41	47	12	5.8 (2.1)	第二	4	50	36	14
SSRI	7.0 (1.9)	第二	20	76	18	6	7.2 (1.8)	第一	26	76	20	4
トラゾドン（デジレル）	4.7 (1.7)	第二	2	11	64	25	5.0 (1.6)	第二	2	18	68	14
三環系抗うつ薬	5.0 (1.7)	第二	2	16	63	20	5.4 (1.7)	第二	2	24	59	16
Venlafaxine（Effexor）	5.5 (1.9)	第二	4	36	47	17	5.8 (1.8)	第二	4	42	46	13
			%	%	%	%			%	%	%	%

50 爆発性，易刺激性，攻撃性，暴力性のいずれかの行動を示すPTSD患者に対して，**非定型抗精神病薬**による適切な（用量および期間の）治療を行いましたが，**部分的な反応**しか得られないか，まったく**反応**が得られませんでした。あなたは，さらに薬物療法による介入を続けるのが正当だと考えています。

	部分的反応:追加						反応なし:切り替え					
	平均(SD)	ランク	最善の選択	第一選択	第二選択	第三選択	平均(SD)	ランク	最善の選択	第一選択	第二選択	第三選択
別の非定型抗精神病薬	2.7 (1.9)	第三	0	6	18	76	5.2 (2.5)	第二	12	38	38	24
抗アドレナリン薬	4.9 (1.9)	第二	2	18	57	24	4.2 (2.1)	第二	4	12	50	38
抗うつ薬	6.5 (1.9)	第二	10	60	30	10	6.1 (2.1)	第二	12	47	39	14
ベンゾジアゼピン	4.1 (2.0)	第二	0	10	48	42	3.2 (2.0)	第三	0	4	44	52
Buspirone（Buspar）	4.3 (2.0)	第二	0	10	54	35	3.5 (2.2)	第三	2	10	31	58
従来型抗精神病薬	3.1 (2.1)	第三	0	12	18	70	4.6 (2.3)	第二	0	22	44	34
気分安定薬	7.3 (1.5)	第一	28	72	24	4	7.4 (1.4)	第一	32	68	32	0
			%	%	%	%			%	%	%	%

✱ 最善の選択	■ 第一選択	▨ 第二選択	□ 第三選択	□ コンセンサスなし

51 PTSDと関連してフラッシュバック，解離症状，精神病性症状のいずれかまたは複数の症状を顕著に示す患者に対して，**非定型抗精神病薬**による適切な（用量および期間の）治療を行いましたが，**部分的な反応**しか得られないか，**まったく反応**が得られませんでした。あなたは，さらに薬物療法による介入を続けるのが正当だと考えています。

	部分的反応:追加					反応なし:切り替え					
	平均(SD)	ランク	最善の選択	第一選択	第二選択	第三選択	平均(SD)	ランク	最善の選択	第一選択	第二選択	第三選択
別の非定型抗精神病薬	3.2 (2.2)	第三	2	10	25	65	5.7 (2.6)	第二	17	48	29	23
抗アドレナリン薬	4.3 (1.9)	第二	2	15	50	35	3.6 (2.0)	第三	2	6	44	50
抗うつ薬	6.4 (1.8)	第二	14	63	31	6	5.8 (2.2)	第二	15	42	42	17
クロナゼパム（ランドセン，リボトリール）	5.1 (1.7)	第二	0	21	60	19	4.4 (2.0)	第二	0	12	55	33
Buspirone（Buspar）	4.0 (1.9)	第三	0	15	38	47	3.2 (1.8)	第三	0	4	29	67
従来型抗精神病薬	3.3 (2.3)	第三	4	15	19	67	5.4 (2.4)	第三	6	42	33	25
気分安定薬	6.6 (1.9)	第二	18	61	33	6	6.1 (2.2)	第二	16	43	45	12
			%	%	%	%			%	%	%	%

52 持続的な治療抵抗性を示す慢性PTSD患者に対する薬剤の組み合わせは，さまざまな臨床プロファイルにより左右されるということを踏まえたうえで，あなたが治療抵抗性PTSD患者の治療にあたってもっともよく利用する組み合わせをランク付けしてください。

	95%信頼区間			平均(SD)	最善の選択	第一選択	第二選択	第三選択
	第三選択	第二選択	第一選択					
抗うつ薬＋気分安定薬				7.1 (1.6)	27	69	29	2
抗うつ薬＋抗精神病薬				6.2 (1.6)	8	48	46	6
気分安定薬＋抗うつ薬＋抗精神病薬				5.8 (2.1)	8	40	44	15
最善の薬剤＋補助薬としてベンゾジアゼピン				5.5 (2.1)	4	36	47	17
最善の薬剤＋補助薬としてトラゾドン				5.4 (2.1)	6	33	49	18
2種類の抗うつ薬				5.2 (2.1)	6	30	53	17
最善の薬剤＋補助薬としてクロニジン				4.7 (2.0)	2	20	53	27
抗精神病薬＋気分安定薬				4.7 (1.7)	2	15	63	21
最善の薬剤＋補助薬としてBuspirone				4.6 (2.1)	0	22	51	27
2種類の気分安定薬				4.1 (1.8)	0	13	46	40
2種類の抗精神病薬				2.7 (1.4)	0	0	29	71
	1 2 3	4 5 6	7 8 9		%	%	%	%

53 薬物療法へのコンプライアンスを高めるストラテジーとして，下記の選択肢の適切性をランク付けしてください。

	95％信頼区間			平均(SD)	最善の選択	第一選択	第二選択	第三選択
	第三選択	第二選択	第一選択					
治療法の選択にあたり患者の希望を考慮する			■	8.1（1.0）	*43*	94	6	0
心理教育			■	8.0（1.3）	*46*	87	13	0
物質乱用を評価し，治療する			■	7.8（1.2）	*41*	85	15	0
治療の理論的根拠を患者と共に頻繁に振り返る			■	7.8（1.0）	*30*	91	9	0
容易かつ即座に治療を受けられるようにする			■	7.6（1.1）	*30*	85	15	0
副作用への忍容性に基づいて薬剤を選択する			■	7.4（1.2）	*19*	80	20	0
初期段階から，家族や重要な他者を関わらせる			■	7.3（1.2）	*19*	78	22	0
副作用を避けるため低用量から始め，ゆっくりと増量する			■	7.3（1.3）	*19*	80	20	0
患者同士によるサポートグループ		▨		6.6（1.5）	*11*	57	41	2
1日1回服用すればすむ薬剤を選択する		▨		6.4（1.5）	*11*	52	43	6
家族療法		▨		6.0（1.4）	*4*	31	65	4
	1　2　3　4　5　6　7　8　9				％	％	％	％

✱ 最善の選択　■ 第一選択　▨ 第二選択　□ 第三選択　□ コンセンサスなし

54 PTSD患者を入院させる適応として，下記の選択肢の適切性をランク付けしてください。

	95%信頼区間			平均(SD)	最善の選択	第一選択	第二選択	第三選択
	第三選択	第二選択	第一選択					
自殺のリスク			＊	8.8 (0.6)	85	98	2	0
他人に危害を加えるリスク			＊	8.7 (0.7)	80	98	2	0
事故によって怪我をするリスク				6.7 (1.6)	17	55	42	4
外来ではコンプライアンスが得られないことからくる症状増悪				6.5 (1.2)	2	56	44	0
リスクの高い薬剤併用の実施				6.2 (1.7)	6	48	44	7
急性の解離症状				6.2 (1.2)	4	33	67	0
外来治療で持続的に治療抵抗性				6.2 (1.4)	2	48	50	2
身体疾患の併存				5.9 (1.6)	4	37	54	9
物質乱用の併存				5.9 (1.5)	6	34	58	8
精神疾患の併存				5.7 (1.4)	0	22	70	7
家族や治療システムによる外的サポートが不十分				5.6 (1.5)	2	30	63	7
薬物療法の調整のため				4.7 (1.7)	0	11	69	20

55 適切な用量

下記の各薬剤について，急性期および維持期それぞれのPTSD患者に適切な治療を行うために推奨する用量の範囲（24時間の総量mg）を記入してください。子供の治療経験がない場合は，子供の欄に横線を引いて抹消してください。

	成人の初回用量（mg/日）	急性期治療でターゲットとする用量の平均			成人に可能な最大の最終用量（mg/日）	維持期の平均的用量（mg/日）
		小児／青年期前半（mg/日）	成人／青年期後半（mg/日）	高齢の患者（mg/日）		
【SSRI】						
Citalopram（Celex）	17.0 （4.6）	18.0 （8.4）	34.1 （13.4）	25.4 （10.6）	62.1 （11.0）	33.0 （9.7）
Fluoxetine（Prozac）	15.8 （5.0）	15.0 （7.1）	32.1 （15.3）	21.0 （10.6）	77.5 （19.6）	31.8 （11.4）
フルボキサミン（デプロメール，ルボックス）	46.6 （18.1）	61.9 （52.3）	153.8 （74.5）	114.9 （63.9）	287.1 （87.5）	163.4 （63.6）
パロキセチン（パキシル）	15.3 （5.1）	16.7 （7.1）	30.8 （11.3）	21.7 （10.4）	60.4 （16.0）	31.8 （10.4）
Sertraline（Zoloft）	42.0 （14.3）	58.0 （31.6）	117.5 （48.8）	81.7 （42.4）	224.6 （60.0）	119.0 （41.8）
【その他の抗うつ薬】						
Nefazodone（Serzone）	106.7 （54.2）	200.0 （111.8）	353.4 （142.8）	247.0 （121.6）	595.5 （116.0）	387.8 （97.3）
Venlafaxine（Effexor）	71.0 （90.9）	52.1 （25.5）	170.5 （89.8）	132.6 （95.3）	318.3 （87.6）	182.3 （81.4）
【気分安定薬】						
バルプロ酸製剤（デパケンなど）	459.9 （227.1）	679.2 （955.0）	1169.2 （613.8）	784.6 （511.0）	2094.4 （1142.9）	1271.9 （507.7）
【抗精神病薬】						
ハロペリドール（セレネース）	2.2 （2.2）	1.6 （1.4）	5.5 （3.8）	2.9 （2.1）	19.8 （17.7）	4.9 （3.3）
リスペリドン（リスパダール）	1.4 （0.7）	1.5 （1.3）	3.8 （1.8）	2.6 （1.7）	8.3 （3.6）	3.9 （1.4）
オランザピン（ジプレキサ）	5.2 （2.0）	4.3 （1.9）	11.5 （5.4）	7.3 （4.1）	23.1 （9.1）	10.3 （3.1）
クエチアピン（セロクエル）	44.1 （25.0）	—	295.3 （181.9）	169.1 （123.9）	526.5 （243.7）	248.5 （149.3）
【抗不安薬】						
アルプラゾラム（コンスタン，ソラナックス）	0.9 （0.5）	1.0 （0.9）	2.4 （1.4）	1.5 （1.0）	6.0 （2.8）	2.4 （1.0）
Buspirone（Buspar）	16.2 （6.5）	20.0 （10.7）	37.3 （17.6）	27.1 （13.6）	67.5 （25.7）	38.3 （14.1）
クロナゼパム（ランドセン，リボトリール）	1.0 （0.7）	1.3 （1.9）	2.7 （1.9）	1.7 （1.7）	6.3 （4.1）	3.0 （3.2）

スペースの都合上，以下の質問項目については完全な結果を示すことができない。

56 PTSDの睡眠障害に対してもっとも効果的かつ忍容性が高いとあなたが考える鎮静薬を，もっとも高くランク付けしてください。

物質乱用の病歴の有無にかかわらず，トラゾドンが第一選択とランク付けられた。ゾルピデムとBenadrylが上位第二選択だった。物質乱用病歴のない患者では，ベンゾジアゼピンも上位第二選択にランクされた。物質乱用病歴のある患者では，ベンゾジアゼピンは第三選択だった。

57 下記の薬剤のいずれかによる長期治療を中止することにしました。離脱症状の防止について，下記の各中止スケジュールの適切性をランク付けしてください。患者は平均的なPTSD治療のための用量で投薬を受けてきていると仮定します。

離脱症状を回避するには，投薬を2週間から1カ月かけて漸減することをエキスパートは推奨している。ただしベンゾジアゼピンの場合は，1カ月以上かけての漸減をエキスパートは推奨している。

58 下記の薬剤のいずれかによる長期治療を中止することにしましたが，患者には再発のリスク要因があります。再発の防止について，下記の各中止スケジュールの適切性をランク付けしてください。患者は平均的なPTSD治療のための用量で投薬を受けてきていると仮定します。

再発のリスク要因を持つ患者で再発の可能性を抑えるには，投薬を4〜12週間かけて漸減することををエキスパートは推奨している。ただしベンゾジアゼピンの場合は，12週間以上かけての漸減をエキスパートは推奨している。

PTSD患者と
家族のための手引き

PTSD患者と家族のための手引き
PTSD

あなたやあなたが気にかけている人がPTSD（外傷後ストレス障害）と診断されたとします。おそらくあなたは，これが稀な病気で，1人で立ち向かわなければならないと思うかもしれません。けれども，けっしてそんなことはありません。同じような状況にある人はたくさんいますし，いろいろな助けも得られます。米国では成人の70％もの人が一生のうちに少なくとも一度は大きなトラウマ（心的外傷）を経験し，多くの人が，このPTSDという情動反応に苦しんだ経験があります。全人口の5％は現在PTSDであり，PTSDを経験したことのある人は8％にのぼるという試算もあります。PTSDになる割合は，女性のほうが男性より2倍高いことがわかっています。現在では，ありがたいことに，非常に効果的な治療法がいくつもあり，あなたやあなたの愛する家族がこの障害を克服して，ふつうの生活を取り戻す力になってくれます。この手引きは，100人のエキスパートへの最近の調査結果に基づいて，患者さんやご家族からよく尋ねられる質問にお答えするものです。

PTSDとは何ですか？

PTSDという診断は，まず極度のストレスにさらされたことがあり，さらに，特徴的ないくつかの症状が1カ月以上続いている場合に下されます。

◆極度のストレスとは

たとえば
・重大な事故や自然災害
・レイプまたは犯罪被害
・戦闘体験
・子供への性的または身体的虐待を受ける，またはニグレクト
・人質，投獄，拷問，難民としての移住
・トラウマ的な出来事の目撃
・愛する人の突然の予期せぬ死

などです。

重大な（しかし極度ではない）ストレスが非常な困難を生じることがありますが（たとえば失業，離婚，落第，年老いた親の予期された死），これらは一般にPTSDの原因とはされません。

◆PTSDには主に以下の3種類の症状があります。

トラウマ的な出来事の再体験

たとえば
・その出来事がどうしても思い出されてしまい，苦しめられる
・フラッシュバック（目覚めているあいだに，その出来事が再び起こったかのように感じる）
・悪夢（夢のなかで頻繁にその出来事や他の恐ろしいイメージが繰り返される）
・その出来事を思い出させるきっかけとなることがらに対して，感情や身体が過剰に反応する

This Guide was prepared by Edna B. Foa, Ph.D., Jonathan R. T. Davidson, M.D., Allen Frances, M.D., and Ruth Ross, M.A. The guide includes recommendations contained in the Expert Consensus Treatment Guidelines for Posttraumatic Stress Disorder. The Editors gratefully acknowledge the Anxiety Disorders Association of America (ADAA) for their generous help and permission to adapt their written materials. Abbott Laboratories, Bristol-Myers Squibb, Eli Lilly, Janssen Pharmaceutica, Pfizer Inc, and Solvay Pharmaceuticals provided unrestricted educational grants in support of this project.

回避と情緒的麻痺

たとえば
- トラウマに関連する活動，場所，思考，感情，会話を広い範囲にわたって回避する
- 興味関心を喪失する
- 他人から孤立していると感じる
- 感情の幅が狭くなる

覚醒亢進

たとえば
- 睡眠障害
- すぐにイライラする，怒りが爆発する
- 集中するのが難しい
- ものごとに必要以上に警戒する
- ちょっとしたことにひどく驚く

◆PTSDに関連する他の問題にはどのようなものがありますか？

上記の3種類のPTSD症状はトラウマに対するもっとも典型的な反応ですが，これ以外にもよくみられる問題があります。その多くは，PTSD症状がうまく治療されれば同時に改善されていきますが，それ自体に対する別の治療が必要になることもあります。

パニック発作

トラウマを経験した人が，そのトラウマを思い出させるような出来事を経験すると（たとえばレイプ犯に似た人に出会う，大きな交通事故のあと車に乗る，壊滅的なハリケーンに遭ったあと嵐の発生のニュースを聞く，など），パニック発作を起こすことがあります。パニック発作では，身体的，心理的な症状を伴う激しい恐怖感や不快感が生じます。身体的症状としては，動悸，発汗，震え，息苦しい感覚，胸の痛み，吐き気，めまい，悪寒，熱感，感覚麻痺，うづき感などがあります。また，心理的症状として，現実でない感覚や，人から孤立している感覚，「自分の頭が変になりかけている」，「死にかけている」，「心臓発作が起こりそうだ」という恐怖などを体験することもあります。

重度の回避行動

トラウマを思い出させることから回避しようとすることも，PTSDの特徴的な症状の1つです。けれども，もともとのトラウマを思い出させるようなことばかりでなく，日常生活のあらゆる状況まで避けるようになってしまうことがあります。これがひどくなると，人と一緒でないと家から一歩も出られないという状態になってしまう場合もあります。

うつ

トラウマを経験したあとは，多くの人がうつになり，以前は楽しめていたことに興味を失い，楽しみを感じなくなります。不当な罪悪感を抱いて自分を非難し，自分には明らかに責任がない場合ですら，その出来事は自分のせいだと思ってしまうかもしれません。たとえばレイプの被害者は，夕方の早い時間であっても1人で駐車場を歩いていたのが悪いと自分を責めたりします。工場災害にあった人は，災害の前に，聞こえるはずのないエンジンノイズに気づかなかったと言って自分を責めることがあります。

自殺につながる思考や感情

うつが重くなると，自分には生きている価値がないと感じるようになることがあります。いくつかの調査によると，レイプ被害者の50％もの人が自殺を考えるといいます。あなたやあなたの家族が，トラウマとなる出来事のあと自殺を考えているなら，即座にエキスパートに相談して，こうした考えを克服するための援助を受けることが必要です。

物質乱用

PTSDの患者さんは，苦しみからのがれようと，アルコールや薬物に頼るようになることがあります。処方薬や市販薬を乱用するケースもあります。理解できる反応だと思われるかもしれませんが，こうした物質を不適切に使用すると，症状が非常に悪化し，治療がきわめて難しくなります。アルコールや薬物は，その場の一時的な救いを与えるだけで，長期的には状態を悪化させてしまいます。アルコールや薬物なしで問題に対処すれば，より早く乗り越えられますし，治療上の困難も少なくなります。

疎外感，孤立感

PTSDの患者さんは，これまで以上に周囲からの支援を必要としているにもかかわらず，被害のためにまったく孤独で孤立していると感じ，自分からは人に助けを求められないことがよくあります。自分の体験が他人に理解できるとは，とても考えられません。また，PTSDの症状のせいで，ふつうの社会生活を営むことが難しくなっているかもしれません。実際，見知らぬ相手に襲われた人は，知らない人全員を恐れるようになったりします。大きなトラウマのあとでは，夫婦の間や家族内がぎくしゃくすることも珍しくありません。

不信感，裏切られたという思い

つらい体験をくぐり抜けてきた人は，他人に対する信頼を失ってしまうかもしれません。世界に，あるいは運命に，あるいは神に裏切られ，騙されたと感じるのです。それでも，回復のためには，他人に助けを求め，人に理解してもらえる可能性に賭けてみる必要があります。治療者やスピリチュアルカウンセラーと良好な関係を築くことも，再び人と関係し合える未来につながる第一歩となります。

怒りと易刺激性

怒りや易刺激性（すぐにイライラすること）も，トラウマをくぐり抜けてきた人に共通する反応です。もちろん，不当に扱われたとき，とくに襲われたときなどには，怒りを表すのは自然で正当な反応です。しかし，極度の怒りは回復を妨げ，家庭でも，職場でも，治療の場でも，人との関係を難しくしてしまうことがあります。

日常生活での重大な支障

PTSDの患者さんのなかには，トラウマのあと長期にわたって，社会的にも，また職場や学校でもふつうに生活できないような深刻な問題を抱える人がいます。たとえば，暴行の被害者は暗くなってから1人で外出するのをいやがるようになることがありますが，そうすると社会的活動や娯楽活動が大きく制限されます。集中力がなくなり，仕事上の義務を果たせなくなる人もいるでしょう。レイプ被害者で，1人でいるのを恐れるあまり，もう10年も独立して暮らしてきたというのに，再び両親のもとで暮らすことになる人もいます。これらの問題が悪化するのを防ぐためには，早い段階での治療が決定的に重要になります。

奇妙な信念や知覚

深刻なトラウマを経験したあとで，一時的に奇妙な観念や知覚を抱く人がときどきいます（たとえば，死んだ親と話をしたり，あるいは実際に会ったりできると信じている）。これらの症状は，妄想や幻覚に似ていて恐ろしく感じられますが，たいていは一時的なもので，自然に消えていくことが多いものです。

◆ 極度のストレスにさらされたあとは，ふつうはどうなるのでしょうか？

トラウマのあと，どのくらいの期間，心理的な混乱が続くかというのは，人によって大きく異なります。長期的影響がほとんど，あるいはまったくないという人もいますし，トラウマのあと，何カ月も，ときには何年も問題が続いて，専門医療者の治療を受けなければ回復しない人もいます。以下に，トラウマに対するさまざまな反応を，軽い順に説明します。

ストレスに対する軽い短期的な反応

恐ろしい体験をしても何の問題も起こらない人もいますが，トラウマのあとは何らかの症状が出るほうがふつうです。多くは，とくに治療をしなくても，しばらくすると解消します。

急性ストレス障害

症状が1カ月以内で，大半の人よりも重い症状がある場合，急性ストレス障害と診断されます。期間が短いためPTSDとはされませんが，PTSDに発展するリスクは高くなります。

急性PTSD

症状が1カ月以上続き，日常生活に重大な支障が出ている場合，診断はPTSDに変更されます。症状の持続期間が1～3カ月のときは，急性PTSDと呼ばれます。トラウマを受けたあと1カ月以上のあいだ重い症状が見られるときは，エキスパートに相談する必要があります。

慢性PTSD

症状が3カ月以上続くときは，慢性PTSDと呼ばれます。いったんPTSDになると，治療なしには回復は難しくなりますから，必ず，すぐに治療を受けるべきです。

遅発性PTSD

PTSDの症状は，通常トラウマの直後（または数週間以内）に始まるものですが，数カ月あるいは数年経ってからはじめて症状が出てくることがあります。よくあるのは，トラウマとなった出来事のちょうど1年後や，他のトラウマ，とくに最初の出来事を思い出させるようなトラウマを体験したときに発症する場合です。

◆ トラウマから回復する人と回復しない人がいるのはなぜですか？

トラウマ後，ほとんど症状の起こらない人がいる一方で，長く苦しむ人がいるのはなぜか，その理由は正確にはわかっていません。しかし，次に挙げる要素がPTSDになる可能性を高めると考えられています。

・トラウマの深刻さ
・それが続いた期間
・その出来事への近さ
・それが持つと思われた危険度
・トラウマ体験の回数
・トラウマを他人に負わされた（レイプなど）
・家族や友人の反応が否定的だった

たとえば，人が撃たれるのを直接みたり，自分に向かって発砲されたりした場合のほうが，ただ銃声を聞いて，あとで殺人事件だったことを知っただけの場合よりPTSDになりやすいものです。レイプ被害者でも，命の危険を感じた人は，殺されるとまでは思わなかった人よりも慢性のPTSDになりやすく，地震やハリケーンを経験したときより，レイプや拷問を受けたときのほうが，はるかにPTSDになる可能性が高くなります。また，レイプの被害者のボーイフレンドが，注意が足りなかったと被害者を責めることもあるかもしれませんし，友人が，被害者の気持ちを理解して耳を傾けることをせずに，「あのことは忘れて，これからの人生を考えなさい」と無理強いするということもあるで

しょうが，これらもPTSDの可能性を高めます。

　罪悪感と激しい怒りが回復の妨げになることもあります。トラウマとなった出来事を，信頼できる人間と話して安心することがないと，その影響を克服するのは難しくなります。最後に，アルコールや薬物などの物質の使用は，トラウマの余波への対処をいっそう難しくします。

PTSDの治療

　PTSDに有効な治療法は，精神療法と薬物療法の2つです。精神療法だけで回復する人もいますし，精神療法と薬物療法の併用が必要になる人もいます。薬物療法だけですむ人もいます。最良の治療はどれか，医師と話し合うことになります。

　もしあなたが，以下のいずれかにあてはまるのなら，精神療法だけの治療が適切でしょう。
・症状が軽い
・妊娠中か授乳中
・薬を飲みたくない
・身体疾患のために，薬物療法が妨げになる可能性がある

　以下のような場合には，しばしば薬物療法が必要になります。
・症状が重いか，長期間続いている
・他の精神医学的問題（うつや不安など）を抱えていて，PTSDからの回復を困難にしている
・自殺について考えている
・現在の生活上，多くのストレスがある
・ほとんど何もすることができない
・精神療法を受けているけれども，なお重度のPTSD症状がたくさんある

精神療法

　PTSDのエキスパートたちは，「不安マネジメント」「認知療法」「曝露療法」という3種類の精神療法が，PTSD治療にとくに効果的だ

と考えています。PTSDの子供の治療には，「遊戯療法」も有用でしょう。

◆**不安マネジメント**

　不安マネジメントでは，あなたがPTSD症状によりよく対処できるよう，治療者に以下のような技術を教えてもらうことになります。

リラクゼーション訓練：自分の主要な筋肉群を体系的にリラックスさせて，恐れや不安をコントロールすることを学びます。

呼吸法訓練：ゆっくりとした腹式呼吸を学び，不快で恐ろしい身体感覚（動悸，めまい，うずきなど）を伴う過呼吸を避けてリラックスできるようにします。

積極的思考法（ポジティブシンキング）とセルフトーク：ストレッサーを思い出させるような状況に直面したとき，後ろ向きな思考（「コントロールを失いそうだ」）の代わりに前向きな思考（「前にもうまく対処できたから，今度もできる」）をすることを学びます。

主張訓練：自分の希望や意見や気持ちを，他人にも受け入れられる形で表現する方法を学びます。

思考停止法：自分を苦しめる思考を克服するために思考をそらす（心のなかで「ストップと叫ぶ」）方法を学びます。

◆**認知療法**

　あなたの感情を掻き乱し，ふつうの生活を困難にしている非合理的な信念を変えていく手助けをします。たとえば，トラウマに苦しむ人は，そのトラウマを自分が作り出したかのような非現実的な罪悪感を抱いていることが多いもので

す。犯罪の被害者は，もっと注意深くしていればと自分を責め，退役軍人は親友の戦死が自分のせいだと思っていることがあります。認知療法の目的は，あなたを悩ませている思考をあなた自身が発見し，それを支持する根拠と否定する根拠の両方を考え，感情のバランスを保つための現実的な思考をする方法を学んでもらうことにあります。

◆曝露療法

　トラウマを思い起こさせ，非現実的な激しい恐怖を日常生活のなかで引き起こすような状況や人間，対象，記憶，気持ちに，あなたが正面から向き合う手助けをします。これは，以下の2つの方法により行われます。

・想像による曝露：治療者はあなたに，トラウマとなっている記憶を言葉にして語るように求めます。その記憶によって高いレベルの苦痛が喚起されなくなるまで，これを繰り返します。

・現実による曝露：治療者の力を借りながら，実際には安全ではあるが，激しい恐怖を引き起こすためにあなたが避けようとしている状況に直面するようにします（交通事故に巻き込まれた人が車を運転する。エレベーター内で襲われた人が再びエレベーターに乗る，強盗に襲われた家に戻る，など）。その状況を避けずにそこにあえて身を置くことで，恐怖は消えていきます。繰り返しその状況に自分をさらすことで，恐れていた状況は実はもはや危険ではないし，自分でそれに対処することもできるということを認識できるようになってきます。

◆遊戯療法（プレイセラピー）

　PTSDの子供のために使われる治療法です。ゲームを使って，直接的方法では対処できないテーマを取りあげるようにします。そうすることによって，子供は，トラウマとなる記憶に向き合い，それを再処理できるようになります。

◆教育と支援的カウンセリング

　PTSDの患者さん（とその家族）にとって，PTSDの症状と，利用できる各種治療法について学ぶことは，とても大切だとエキスパートは考えています。たとえPTSD症状が長く続いているとしても，それを最終的にコントロールできるようになるための第一歩は，問題を理解し，解決のために何ができるかを知ることにあります。

◆その他の精神療法

　PTSDの治療には，他にも多くの精神療法が利用され（EMDR，催眠療法，精神力動的精神療法），それらが役に立つ患者さんもいるかもしれません。しかし，私たちの調査に回答したエキスパートたちは，全体として，これらの治療法の効果を，上に詳細に説明した治療法ほど高くは評価しませんでした。

薬物療法

　PTSD治療にはさまざまなタイプの薬剤が使われます。

◆抗うつ薬（SSRI）

　エキスパートは，SSRI（選択的セロトニン再取り込み阻害薬）と呼ばれるタイプの抗うつ薬が，PTSD症状を治療するために最善の薬だと考えています。現在米国では5種類のSSRIが使われています。［日本ではカタカナ書きの2種類が認可されています］

・Zoloft（Sertraline）
・パキシル（パロキセチン）
・Prozac（Fluoxetine）
・ルボックス，デプロメール（フルボキサミン）
・Celexa（Citalopram）

◆その他の新しいタイプの抗うつ薬

　エキスパートは，SSRI以外の新しいタイプ

の抗うつ薬2種も高く評価しています。これらは，SSRIが効かなかったり，副作用があったりして別のタイプの薬剤に切り替える必要があるときに，次善の選択となるでしょう。[日本では未発売]
・Serzone（Nefazodone）
・Effexor（Venlafaxine）

　医師が別のタイプの薬を勧めることもあるかもしれません。とくに上にあげた新しいタイプの抗うつ薬で効果がなかった場合には，別の薬剤を使うことになるでしょう。

◆三環系抗うつ薬

　三環系抗うつ薬（イミプラミン（トフラニール），アミトリプチリン（トリプタノール））もPTSD治療に有用ですが，新しいタイプの抗うつ薬よりも副作用が大きいため，一般に最初に選択されることはありません。

◆気分安定薬

　抗うつ薬への反応が部分的にしかみられない場合，バルプロ酸製剤（デパケンなど）などの気分安定薬を追加することをエキスパートは推奨しています。気分安定薬は双極性障害（躁うつ病）への通常の治療薬で，双極性障害とPTSDを併発している患者さんの治療には，これが推奨されます。またとりわけ，特定のPTSD症状（イライラや怒りが顕著な場合など）に対して使われます。

◆抗不安薬

　不安をやわらげるために，ベンゾジアゼピンというタイプの薬剤が，通常短期的，一時的に使われます。

　ベンゾジアゼピン系の抗不安薬には，以下のようなものがあります。
・セルシン（ジアゼパム）
・コンスタン，ソラナックス（アルプラゾラム）
・ランドセン，リボトリール（クロナゼパム）
・ワイパックス（ロラゼパム）

　現在，アルコールや物質乱用があったり，乱用の経歴があったりする人には，医師はベンゾジアゼピン系抗不安薬を処方しません。依存が生じる可能性があるためです。

　Buspar（Buspirone）という薬もあります。これは効果が現れ始めるまで数週間かかるため，長期的な不安の治療に用いられます。この薬には，依存が生じないという大きな長所があります。

◆薬剤の切り替えと組み合わせ

　ほとんどの場合，SSRIの1つが最初に選ばれる薬剤となります。それが効かないとき，医師は別のタイプの薬剤，おそらくNefazodoneかVenlafaxineを考え，さらに第三の選択として従来型の三環系抗うつ薬のどれかを処方することになるでしょう。しかしあなたのPTSD症状が1つの薬には十分に反応しないとき，医師は，それまでの抗うつ薬と，別の種類の薬剤，とくに気分安定薬との組み合わせを試すかもしれません。あるいは，Busparかベンゾジアゼピン系の抗不安薬を抗うつ薬に追加することも考えられます。

◆薬物療法は，ふつうどのくらいの期間続ける必要があるのですか？

　急性のPTSD（症状が3カ月以内）では，エキスパートは6～12カ月間，薬を服用し続けることを推奨しています。慢性のPTSD（症状が3カ月以上続いている）では，少なくとも12～24カ月，それでもはっきりした症状が残っている場合はそれ以上，続けることが勧められています。

◆PTSD治療に用いられる薬剤の副作用は？

　どんな薬でも，とくに飲み始めのころは，副

作用が出ることがあります。ふつうは服用しているうちに慣れ，自然に副作用が消えていくものですが，副作用を抑えるために用量を減らす必要のあることもあるでしょう。副作用については必ず医師に告げ，問題解決のために薬の量を調整できるようにしなければなりません。**決して自分の判断で薬を止めてはいけません。**

新しいタイプの抗うつ薬に伴う可能性のある副作用としては，吐き気，腸の症状，体重減少または増過，性的能力の減弱，睡眠障害，それまでよりも神経質になることなどがあります。従来のタイプの抗うつ薬では，これ以外に，口の渇き，便秘，めまい，眠気，不整脈などが起こる可能性が高くなります。ベンゾジアゼピン系抗不安薬では，鎮静，倦怠感，もの忘れ，落ち着かなさ，運転中の注意力や反応の低下，身体的依存などが引き起こされることがあります。

◆ 再発に対する薬剤

薬物療法を中止したあとに厄介なPTSD症状が再発したときには，医師は前に効いた薬をもう一度服用するよう勧めるでしょう。薬物療法を続けているあいだに，収まっていた症状が再発したときには，医師はおそらく，上で説明したような順番で次の薬剤に切り替えるか（「薬剤の切り替えと組み合わせ」（P.115）の項を参照してください），服用中の薬に別の薬を追加しようとすることでしょう。

関連する問題の治療

PTSDの患者さんは，別の治療を追加することが必要となるほど重いうつ病に陥ることがあります。とくにあなたが，自殺につながる思考や感情を抱いているとしたら，そのための治療を受けることがとても重要です。うつ病の重さに応じて，医師は精神療法か，薬物療法，あるいはその両者の併用を勧めることでしょう。うつ病には，とくに2つの精神療法，認知行動療法と対人療法が有用でしょう。まだ抗うつ薬を使用していなければ，医師は抗うつ薬を処方するかもしれません。

PTSDの患者さんが，パニック障害などの不安障害を併発して，別の治療を要することもあります。医師は，特別な不安マネジメント法を学ぶことをあなたに勧めたり，症状を軽くする薬剤を処方したりするでしょう。

幸いなことに，PTSD治療にもっとも効果的であることがわかっている抗うつ薬は，不安やうつの治療にも用いられます。つまり，PTSDの症状と共に，それに関連してあなたを苦しめている不安やうつも，同じ1つの薬剤で治療できることが多いということです。逆に言うと，大きな不安やうつが存在しているときには，抗うつ薬の治療を受ける必要性が高いということでもあります。

PTSDの患者さんが薬物やアルコールで気持ちを落ちつけようとすることはよくあります。しかし，こうした物質の乱用は，PTSDからの回復を困難にするばかりです。トラウマを克服するには，その記憶と正面から向き合うことが必要だからです。もし回復を妨げるような乱用の問題を抱えている場合には，医師は，物質乱用のための特別な治療プログラムへの参加を勧めるでしょう。

なぜ多くの患者さんが適切な治療を受けようとしないのでしょうか？

PTSDなのに専門家の助けを求めようとしない人もたくさんいます。本人が問題に気づいていなかったり，治療することはできないと思っていたりするためかもしれません。また，トラウマに関連する不快な感情を取りあげたくないという自然な傾向もあります。人によっては，PTSDの症状そのもの——引きこもり，罪悪感，不信感——のせいで，助けを求めたり治療を受

けたりするのが難しくなっていることもあるでしょう。

ありがたいことに，PTSDに関するわれわれの知識はこの10年間で大きく高まりましたし，幅広い研究が行われ，メディアの注目も集めるようになりました。おかげで，患者さんが自分のPTSD症状に気づき，治療を受けようとすることも多くなってきました。PTSDの治療に使える効果的なアプローチはたくさんありますし，治療により症状が改善する可能性はたいへん高くなっています。

PTSDの予防法はありますか？

人間には，自分を苦しめる心の痛みを避けようとする自然な傾向があります。実際，トラウマの記憶を思い出し続けるのはつらいことです。しかし，トラウマの記憶を遠くに追いやろうとばかりしていると，PTSD症状がさらに重く，長く続く可能性が高まります。そのため，記憶に向き合い，情動を感じ，そこをくぐり抜けようとする努力が大切なのです。自分を支えてくれる人に助けを求め，起こったことについての自分の感情を語ることも，とても役に立ちます。トラウマのあと，ふつうは自然に罪悪感を感じてしまいますが，それは本当は不合理で役に立たないことなのです。信じられる人にあなたの罪悪感を打ち明ければ，実はその出来事があなたの責任ではなかったということがわかることがあります。できるだけ早く，これまでどおりのやり方で行動したり人と接するようにしてみてください。

回復のために何ができるでしょうか？

PTSDから回復するために，あなたができることはたくさんあります。
・自分の障害について知る
・問題について人に話す
・トラウマを思い出させる状況に身を置く
・治療を受ける
・薬剤を処方されたときは，言われた量を必ず飲み，副作用があったら必ず報告する
・アルコールや違法薬物を避ける
・治療を止めない。希望を捨てない
・支援グループに参加する

家族や友人は患者の力になるために何ができるでしょうか？

◆心の支えになること，良い聞き役になること

愛する人が深刻なトラウマを受けたあと苦しんでいるのをみるのは，家族や友人にとっても非常につらい体験になりえます。残念なことに，常識的な反応はPTSDにマイナスに働くことが多く，本人をいっそう孤独にし，絶望させてしまうことがあります。周囲の人は本人に，トラウマのことを思い出すのは止め，あっさりと忘れてこれからの人生を考えたほうがいいと，ことあるごとに言いたくなるものです。しかし一見筋の通ったこの忠告が，この場合にはたいてい役に立たないばかりか，事態を悪化させる可能性が高いのです。

長い目でみると，トラウマ体験につながる痛みや記憶を他の人々と分かち合うように励ましたほうが，PTSDから回復してもとの生活を取り戻せる可能性が高くなります。トラウマとなった出来事について，何度も繰り返し話す必要があるかもしれません。家族や友人にできる最良のことは，我慢強く，思いやりの気持ちをもって話に耳を傾けることです。感情や痛みを口に出すことで，孤独感を軽くできます。家族や友人は大切な心の支えになれますし，トラウマ体験について感じている非現実的な罪悪感を捨て去る力になれるのです。「あなたに責任はない。あなたは独りではない」というメッセージを伝えることは，とても大切です。また，回復

について現実的な見通しをもち，期待しすぎたりあきらめたりしないことも重要です。

あなたの大切な人にPTSDの支援グループへの参加を勧めてみましょう。同じように極度のトラウマを経験してきた人たちのグループに参加することは，自分が独りではないということを知り，症状への対処法や回復への取り組み方を学ぶ助けになります。

◆病気について知る

家族や友人がPTSDになったときには，この病気や治療法についてできる限りの知識を身につけてください。そうした理解によって，本人の行動にいらだったり困難を感じることがなくなります。この手引きの最後に，啓発書のリストを付します。

◆治療を続けるよう励ます

治療者は，あなたの大切な方に，治療の一部として，トラウマにまつわる感情を思い出させようとすることがあります。これはとても困難な方法ですし，一時的に症状や苦しみを増す結果になるかもしれません。この時期には，家族や友人による心の支えがとても役に立ちます。ときには，治療の一環となるトラウマへの曝露（大事故のあと車を運転する，襲われた街路を再び訪れる，など）を実行できるよう，あなたが協力することもできます。

本人が治療を続けることが難しく思えることもあります。気持ちをおびえさせ，悩ませる記憶に向き合うよう治療者に求められるときには，とくにそうです。そのようなとき，治療をやめようと思うこともありますが，あなたの励ましと支えがとても重要な役割を果たします。

◆家族カウンセリングを検討する

家族のPTSDのために家族としての生活が難しくなっているときには，治療者に家族カウンセリングについて尋ねてみるといいでしょう。家族カウンセリングは家族内の意志の疎通を改善し，家族を普通の状態に戻す助けになります。

最後に

どれほど長くPTSDに苦しんでいようとも，あなたがそれを乗り越え，人生を劇的に改善するためにできることはあります。大切なのは，治療のためにはあなたがしなくてはならないことがあるということを認めることです。できれば触れたくない，つらい体験を思い出す必要があるかもしれませんし，副作用のある薬を飲まなければならないかもしれません。しかし，前向きに治療に取り組み，続けていけば，遠からず気分が改善し，もとの生活を取り戻せるようになる可能性は十分にあります。PTSDはたしかにつらいものです——しかし幸いなことに，そのための治療法があり，あなたはよくなることができるのです。

主要関係団体

Anxiety Disorders Association of American (ADAA)

maintains a national network of 165 self-help support groups, has a catalogue bookstore of educational materials for consumers and professionals, and publishes a list of therapists to help people locate specialists where they live. Contact them at
8730 Georgia Avenue, Suite 600
Silver Spring, MD 20910, USA
Website: www.adaa.org

以下の諸団体も，情報と支援を提供しています。

National Organization for Victim Assistance (NOVA)
1730 Park Road, NW
Washington, DC 20010
Website: www.try-nova.org

International Society for Traumatic Stress Studies（ISTSS）
60 Revere Drive, Suite 500
Northbrook, IL 60062, USA
Website: www.istss.org

Depression and Bipolar Support Alliance（DBSA）
730 N. Franklin St., Suite 501
Chicago IL, 60610-7224, USA
Website: www.ndmda.org

National Mental Health Association（NMHA）
National Mental Health Information Center
2001 N. Beauregard Street, 12th Floor
Alexandria, VA 22311
Website: www.nmha.org

The National Mental Health Consumer Self Help Clearinghouse
1211 Chestnut Street, Suit 1207
Philadelphia, PA 19107
Website: www.mhselfhelp.org

　国内では以下の団体が情報と支援を提供しています。

日本トラウマティックストレス学会
〒651-0073
兵庫県神戸市中央区脇浜海岸通1-3-2
兵庫県こころのケアセンター相談室内
Website: www.jstss.org/

※上記の海外の団体のリストは，原版のExpert Consensus Guideline Series；Treatment of Posttraumatic Stress Disorderに掲載されていたものを，現在の状況に合わせて削除・変更したものです。
※各団体の住所・HPアドレスは2005年1月現在のものです。

その他の情報

PTSDについてさらに詳しい情報が得られる資料を以下に掲げます。とくに指示がないかぎり，これらの資料はADAAから入手できます。

Allen JG. Coping with Trauma
　A Guide to Self Understanding. American Psychiatric Press, 1995

Brooks B, Siegel PM. The Scared Child
　Helping Kids Overcome Traumatic Events. John Wiley, 1996

Coffey R. Unspeakable Truths and Happy Endings
　Human Cruelty and the New Trauma Therapy. Sidran Press, 1998

Davidson JRT, Foa EB, eds. Posttraumatic Stress Disorder
　DSM-IV and Beyond. American Psychiatric Press, 1993

Finney LD. Clear Your Past
　Change Your Future. New Harbinger, 1997

Foa EB, Rothbaum BO. Treating the Trauma of Rape
　Cognitive-Behavioral Therapy for PTSD. Guilford, 1998

Frances AF, First MB. Your Mental Health, Scribner, 1999（available at bookstores）

Gorman J. The Essential Guide to Psychiatric Drugs. St.Martin's, 1995

Herman JL. Trauma and Recovery. Basic Books, 1997

Matsakis A. Trust after Trauma
　A Guide to Relationships for Survivors and Those Who Love Them. New Harbinger, 1998

Porterfield KM. Straight Talk about Posttraumatic Stress Disorder
　Coping with the Aftermath of Trauma.

Facts on File, 1996

Rothbaum B, Foa E. Reclaiming Your Life after Rape. Psychological Corporation, 1999

このパンフレットの写しが必要な場合は，ADAAまでご連絡ください。また，このパンフレットのテキストは，以下のウェブサイトからダウンロードできます。

www.psychguides.com

自分がPTSDかどうか，どうすればわかるのでしょうか？(*)

PTSDは，深刻な，けれども治療可能な病気です。PTSDは人格的な弱さではありません。もしご自分がPTSDではないかと思っておられるのなら，以下の質問に回答し，このチェックリストを医師にみせてください。

☐Yes・☐No　　命の危険を感じるような出来事を経験したか目撃して，それによって激しい恐怖や無力感や戦慄が引き起こされたことはありますか？

以下のいずれかの形でその出来事を再体験することがありますか？
- ☐Yes ☐No　繰り返し，苦痛を伴う記憶を思い出したり，そういった夢をみたりする。
- ☐Yes ☐No　その出来事が再び起こっているかのように行動したり，感じたりする（フラッシュバックや，それを再体験している感覚）。
- ☐Yes ☐No　その出来事を思い出させるようなものごとに接したときに，激しい身体的苦痛や心理的苦痛を感じる。

その出来事を思い出させるものごとを避けますか？　また，以前よりも感覚が麻痺していますか？　以下のことがらのうち3つ以上にあてはまるでしょうか？
- ☐Yes ☐No　その出来事に関連する考えや感情や会話を避ける。
- ☐Yes ☐No　その出来事を思い出させる活動や場所や人を避ける。
- ☐Yes ☐No　その出来事の重要な局面を思い出せない。
- ☐Yes ☐No　人生に大きな意味を持っていた活動への興味を失った。
- ☐Yes ☐No　他の人から孤立している感じがする。
- ☐Yes ☐No　感情の範囲が狭くなっている感じがする。
- ☐Yes ☐No　未来が縮んでしまったように感じる（たとえば，仕事や結婚や子供やふつうの寿命を期待しない）

以下の問題を2つ以上抱えていますか？
- ☐Yes ☐No　よく眠れない。
- ☐Yes ☐No　イライラする。怒りが爆発する。
- ☐Yes ☐No　なかなか集中できない。
- ☐Yes ☐No　自分が「警戒している」気がする。
- ☐Yes ☐No　ちょっとしたことでひどく驚く。

☐Yes・☐No　　その症状は，あなたの日常生活の支障になっていますか？

☐Yes・☐No　　その症状は1カ月以上続いていますか？

2つ以上の病気を同時に抱えていると，それぞれの状態を診断したり治療したりするのが難しくなります。PTSDといっしょに起こる病気としては，うつ病や物質の乱用があります。治療が必要な他の問題をあなたが抱えていないかをみるために，以下の質問に回答してください。

☐Yes・☐No　　睡眠や食事の習慣に変化はありましたか？

　　そうでない日よりも
　　　　☐Yes ☐No 悲しかったり憂うつだったりする日のほうが多い。
　　　　☐Yes ☐No 生活に興味の湧かない日のほうが多い。
　　　　☐Yes ☐No 自分に価値がないと思ったり，罪悪感を感じたりする日のほうが多い。
　　この1年の間，アルコールや薬物により
　　　　☐Yes ☐No 仕事や学校や家庭での責任を果たせなくなった。
　　　　☐Yes ☐No 運転などで危険な目にあった。
　　　　☐Yes ☐No 逮捕された。
　　　　☐Yes ☐No あなたやあなたの家族に問題が起きているにもかかわらず，アルコールや薬物を続けている。

（＊）ここに掲げた症状は，『精神疾患の診断・統計マニュアル第4版』（DSM-IV）（ワシントンDC，米国精神医学会，1994）におけるPTSD，大うつ病性障害，物質使用障害の基準に基づいている。チェックリストは米国不安障害学会（ADAA）の許可を得て採録。

付録：「PTSD」に引用されている主な薬剤一覧表

分類		一般名	主な商品名（米国）	主な商品名（日本）
抗うつ薬	SSRI	シタロプラム Citalopram	Celexa	―
		フルオキセチン Fluoxetine	Prozac	―
		フルボキサミン Fluvoxamine	Luvox	デプロメール／ルボックス
		パロキセチン Paroxetine	Paxil	パキシル
		セルトラリン Sertraline	Zoloft	―
	その他	ブプロピオン Bupropion	Wellbutrin	―
		ミルタザピン Mirtazapine	Remeron	―
		ネファゾドン Nefazodone	Serzone	―
		トラゾドン Trazodone	Desyrel	レスリン／デジレル
		ベンラファキシン Venlafaxine	Effexor／EffexorXR	―
	三環系	イミプラミン Imipramine	Tofranil	トフラニール
		アミトリプチリン Amitriptyline	Amitril／Elavil／Emitrip	トリプタノール
	MAO阻害薬	フェネルジン Phenelzine	Nardil／Parnate	―
抗不安薬	ベンゾジアゼピン系	アルプラゾラム Alprazolam	Xanax	コンスタン／ソラナックス
		クロルジアゼポキシド Chlordiazepoxide	Librium	コントロール／バランス
		クロナゼパム Clonazepam	Klonopin	リボトリール／ランドセン
		クロラゼプ酸二カリウム Clorazepate dipotassium	Tranxene	メンドン
		ジアゼパム Diazepam	Valium	セルシン／ホリゾン／ソナコン
		ロラゼパム Lorazepam	Ativan	ワイパックス
		オキサゼパム Oxazepam	Serax	―
	非BZ系	ブスピロン Buspirone	Buspar	―

分類		一般名	主な商品名（米国）	主な商品名（日本）
気分安定薬		カルバマゼピン Carbamazepine	Tegretol	テグレトール
		バルプロ酸 Divalproex	Depakote	デパケン／ハイセレニン／バレリン／セレニカR／デパケンR
		ギャバペンチン Gabapentin	Neurontin	──
		ラモトリジン Lamotrigine	Lamictal	──
		リチウム Lithium	Lithonate	リーマス
		トピラメート Topiramate	Topamax	──
抗精神病薬	従来型	ハロペリドール Haloperidol	Haldol	セレネース／ケセラン／ハロステン
		チオリダジン Thioridazine	Mellaril	メレリル
	新世代型	オランザピン Olanzapine	Zyprexa	ジプレキサ
		リスペリドン Risperidone	Risperdal	リスパダール
		クエチアピン Quetiapine	Seroquel	セロクエル
抗アンドレナリン薬		プロプラノロール Propranolol	Inderal	インデラル
		クロニジン Clonidine	Catapres	カタプレス
鎮痛剤		ジフェンヒドラミン Diphenhydramine	Benadryl	レスタミン
		ゾルピデム Zolpidem	Ambien	マイスリー

エキスパート コンセンサス ガイドライン シリーズ
PTSD
2005年3月10日　第1版　第1刷発行

定　価　本体4,500円＋税
監訳者　大野　裕／金　吉晴 ©
発行者　高原まゆみ
発行所　アルタ出版株式会社
　　　　http://www.ar-pb.com
　　　　〒151-0063　東京都渋谷区富ヶ谷2-2-5　ネオーバビル402
　　　　TEL 03-5790-8600　FAX 03-5790-8606

印刷所　研友社印刷株式会社

ISBN4-901694-14-6　C3047
本書の無断複製（コピー）は著作権法上での例外を除き、禁じられています。

The Expert Consensus Guideline Series

エキスパート コンセンサス ガイドライン シリーズ
刊行案内

Treatment of Behavioral Emergencies
精神科救急治療   2002年5月発行   本体 2,500円＋税

Treatment of Depression in Women 2001
女性のうつ病治療 2001
2002年9月発行   本体 3,300円＋税

Medication Treatment of Bipolar Disorder 2000
双極性障害の薬物療法 2000
2003年5月発行   本体 4,000円＋税

Pharmacotherapy of Depressive Disorders in Older Patients
高齢者のうつ病に対する薬物療法
2003年11月発行   本体 4,000円＋税

Optimizing Pharmacologic Treatment of Psychotic Disorders
精神病性障害薬物治療の最適化
2004年7月発行   本体 3,500円＋税

Treatment of Posttraumatic Stress Disorder
PTSD   2005年3月発行   本体 4,500円＋税

Treatment of Epilepsy
てんかんの治療   2005年発行予定